河南中医药大学第一附属医院

全国名老中医药专家传承工作室建设项目成果

当代名老中医临证精粹丛书·第一辑

# 史纪论治儿科常见病

主编 宋桂华

总主编 朱明军

全国百佳图书出版单位

中国中医药出版社

·北京·

图书在版编目（CIP）数据

史纪论治儿科常见病 / 宋桂华主编 . —北京：中国中医药出版社，2022.12

（当代名老中医临证精粹丛书 . 第一辑）

ISBN 978 – 7 – 5132 – 7834 – 8

Ⅰ .①史…　Ⅱ .①宋…　Ⅲ .①中医儿科学—中医临床—经验—中国—现代　Ⅳ .① R272

中国版本图书馆 CIP 数据核字（2022）第 184639 号

中国中医药出版社出版

北京经济技术开发区科创十三街 31 号院二区 8 号楼

邮政编码　100176

传真　010-64405721

三河市同力彩印有限公司印刷

各地新华书店经销

开本 880×1230　1/32　印张 5　彩插 0.5　字数 107 千字

2022 年 12 月第 1 版　2022 年 12 月第 1 次印刷

书号　ISBN 978 – 7 – 5132 – 7834– 8

定价　49.00 元

网址　www.cptcm.com

服 务 热 线　010-64405510

购 书 热 线　010-89535836

维 权 打 假　010-64405753

微信服务号　zgzyycbs

微商城网址　https://kdt.im/LIdUGr

官 方 微 博　http://e.weibo.com/cptcm

天猫旗舰店网址　https://zgzyycbs.tmall.com

如有印装质量问题请与本社出版部联系（010-64405510）

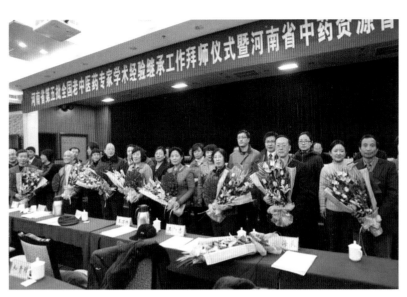

图 1　史纪教授入选第五批全国老中医药专家学术经验继承工作指导老师

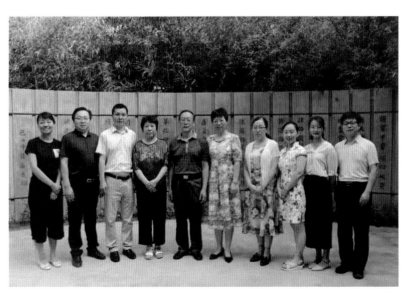

图 2　史纪名老中医药专家工作室团队部分成员

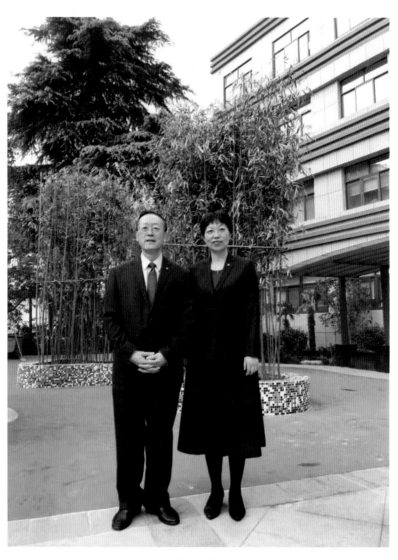

图 3　史纪教授及史纪名老中医药专家工作室负责人宋桂华

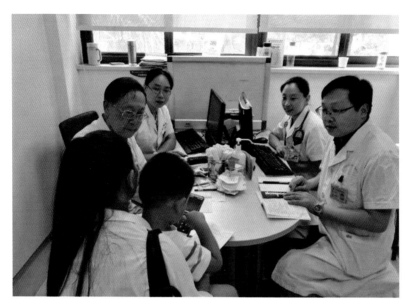

图 4　首届青苗人才成员在史纪教授门诊跟师

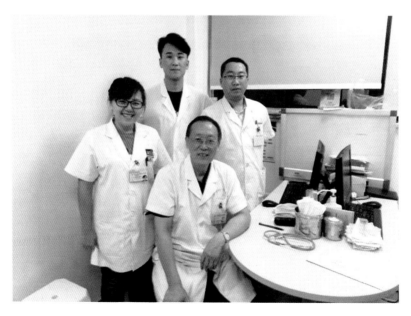

图 5　史纪教授和马来西亚留学生

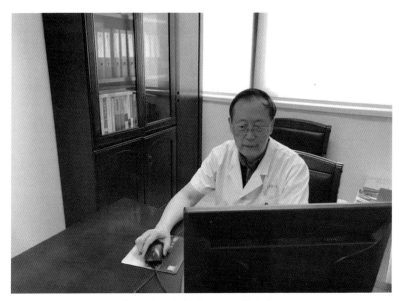

图 6　史纪教授在名医工作室办公

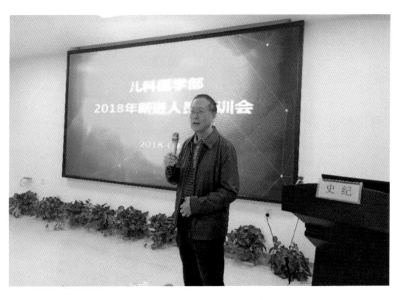

图 7　史纪教授为儿科医学部新入职青年医生授课

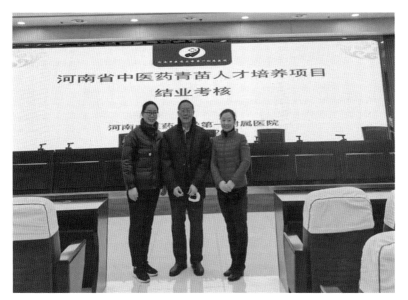

图 8　史纪教授参加首届青苗人才项目结业考核

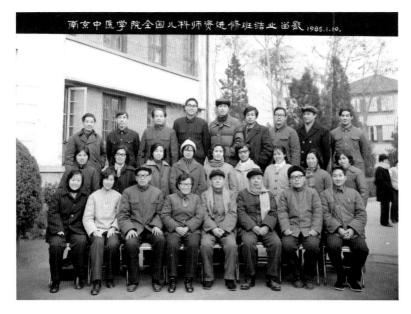

图 9　史纪教授参加南京中医学院全国儿科师资进修班

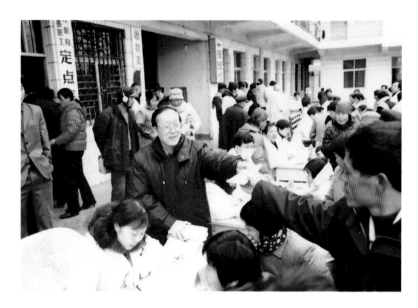

图 10　史纪教授参加驻马店医疗义诊活动

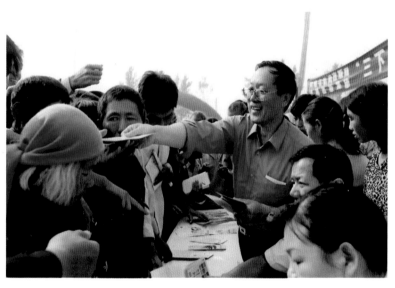

图 11　史纪教授参加三下乡义诊活动

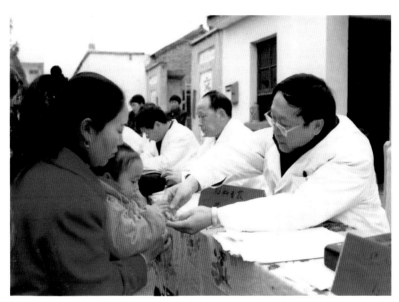

图 12　史纪教授参加义诊活动

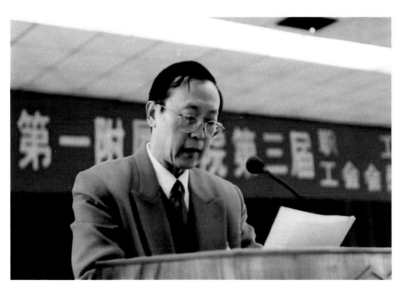

图 13　史纪教授在职工大会上发言

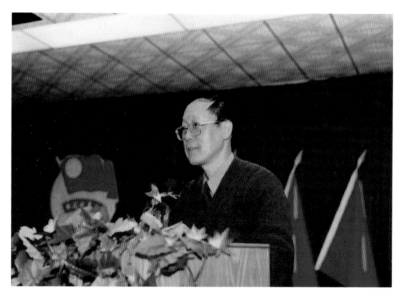

图 14　史纪教授在党务会议上发言

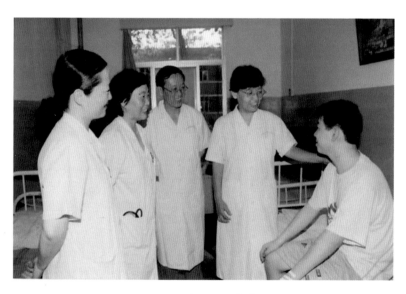

图 15　史纪教授查房

# 《当代名老中医临证精粹丛书·第一辑》
# 编委会

# 本书编委会

主　编　宋桂华

副主编　于素平　张　岩　管志伟　吕伟刚

　　　　冯　斌　郭彦荣　张贵春　宋　清

编　委　张冰雪　陈小松　孙萌萌　周鸿雲

　　　　韩玉霞　彭明浩　冯　艳　史子航

　　　　李国勇

# 总序 1

中医药学博大精深，具有独特的理论体系和疗效优势，是中国传统文化的瑰宝，也是打开中华文明宝库的钥匙，为中华民族的繁衍昌盛做出了不可磨灭的巨大贡献。当下，中医药发展正值天时地利人和的大好时机，"传承精华，守正创新"是中医药自身发展的要求，也是时代主题。党和国家高度重视中医药事业的发展，陆续出台了一系列扶持中医药传承工作的政策，以推动名老中医经验传承工作的开展。

河南地处中原，天地之中，人杰地灵。中原大地曾经孕育了医圣张仲景，时代变迁，医学进步。河南中医药大学第一附属医院经过近 70 年的发展，涌现出了一大批中医药大家、名家，这些名老中医几十年勤于临床，他们奉献了毕生心血，专心临床，服务人民。为更好地传承学习这些名家的学术思想，医院组织撰写了《当代名老中医临证精粹丛书》。该丛书汇集了河南中医药大学第一附属医院名老中医毕生宝贵经验，从临证心得、遣方用药、特色疗法等不同方面反映了老中医们的学术思想。他们之中很多人早已享誉医坛、造福一方，在省内乃至全国均有较大的影响。如国医大师李振华、丁樱，全国名中医崔公让，全国中医药高校教学名师赵文霞等，这些中医专家在内、外、妇、儿等疾病治疗和学术研究等方面均有很高建树。

该丛书内容丰富、实用，能为后来医者开阔思路、指明方向，为患者带来福音，对中医药事业的发展可谓是一件幸事。相信这套丛书的出版，一定会受到医者的青睐，各位名老中医的学术思想和临证经验一定会得到更好的继承和发扬。

整理名老中医的学术思想和临床经验并付梓出版，是中医药传承创新的最好体现，也是名老中医应有之责任和自我担当。值此盛世，党和国家大力支持，杏林中人奋发向上，定能使中医药事业推陈致新，繁荣昌盛，造福广大人民健康，是以为序。

中央文史研究馆馆员

中国工程院院士

中国中医科学院名誉院长

王永炎

2022 年 9 月

# 总序 2

名老中医是中医队伍中学术造诣深厚、临床技艺高超的群体，是将中医理论、前人经验与当今临床实践相结合的典范。对于名老中医学术思想和临证经验的传承和发扬，不仅是培养造就新一代名医，提高临床诊治水平的内在需求，也是传承创新发展中医药学术思想工作的重要内容，更是推动中医药历久弥新、学术常青的内在动力。我在天津中医药大学和中国中医科学院任职期间都将此事作为中医药学科建设和学术发展的重要内容进行重点规划和落实，出版了系列的专著。留下了几代名老中医殊为宝贵的临床经验和学术思想，以此告慰前辈而无愧。

河南地处中原，是华夏文明的发祥地，也是中医药文化发生、发展的渊薮。历史上河南名医辈出，为中医学的发展做出了重要贡献。南阳名医张仲景的《伤寒杂病论》及其所载经方，更是被历代医家奉为经典，历代研习者不计其数，正所谓"法崇仲景思常沛，医学长沙自有真"。此后，攻下宗师张从正、医学泰斗滑寿、食疗专家孟诜、伤寒学家郭雍、温病学家杨栗山、本草学家吴其濬等名医名家，皆出自于河南。据考，载于史册的河南名医有一千多人，流传后世的医学著作六百余部，这是河南中医的珍贵财富。

河南中医药大学第一附属医院始建于 1953 年，建院至今先后涌现出李振华、袁子震、吕承全、李秀林、李普、郑颉云、黄明志、张磊等一批全国知名的中医大家。医院历届领导均十分重视名老中医药专家的学术经验传承工作，一直投入足够的财力和人力在名老中医工作室的建设方面，为名老中医药专家学术继承工作铺路、搭桥，为名老中医培养继承人团队。医院近些年来乘势而上，奋发有为，软硬件大为改观，服务能力、科研水平及人才培养都取得令人瞩目的成绩。特别是坚持中医药特色和优势，在坚持传承精华，守正创新方面更是形成了自己的特色。集全院力量，下足大功力，所编著的《当代名老中医临证精粹丛书》的出版就是很好的例证。

该丛书内容翔实、治学严谨，分别从医家小传、学术精华、临证精粹、弟子心悟等四个章节，全面反映了诸位名老中医精湛的医术和深厚的学术洞见，结集出版，将极大有益于启迪后学同道，故乐为之序。

中国工程院院士

天津中医药大学　名誉校长

中国中医科学院　名誉院长

张伯礼

2022 年 9 月于天津团泊湖畔

# 总序 3

　　欣闻河南中医药大学第一附属医院与中国中医药出版社联合组织策划编写的《当代名老中医临证精粹丛书》即将出版，内心十分高兴，入选此套丛书的专家均为全国老中医药专家学术经验继承工作指导老师，仔细算来这应该是国内为数不多的以医院出面组织编写的全国名老中医临证经验丛书，可见河南中医药大学第一附属医院对名老中医专家经验传承工作的高度重视。

　　河南是中华民族灿烂文化的重要发祥地，也是中医药文化的发源地、医圣张仲景的诞生地。自古以来就孕育培养了诸多中医名家，如张仲景、王怀隐、张子和等；也有很多经典中医名著流芳千古，如《黄帝内经》《伤寒杂病论》《太平圣惠方》《儒门事亲》等；中华人民共和国成立后，国家中医药管理局开展全国名老中医药专家学术经验继承指导工作及全国名老中医药专家工作室建设，更是培养出一大批优秀中医临床人才和深受百姓爱戴的知名医家。实践证明，全国老中医药专家学术经验继承工作是继承发扬中医药学，培养造就高层次中医临床人才和中药技术人才的重要途径，是实施中医药继续教育的重要形式。这项工作的开展，加速了中医药人才的培养，推进了中医药学术的研究、继承与发展。

　　作为河南中医药事业发展的排头兵，河南中医药大学第一附属医院汇集了众多知名医家。这套丛书收录了河南中医药大学第一附属医院名老中医的特色临证经验（其中除国医大师李振华教授、全国名老中医冯宪章教授仙逝外，其余均健在）。该丛书的前期组织策划和编写工作历时近两年，期间多次修订编纂，力求精心打造出一套内容翔实，辨证精准，笔触细腻的中医临床经验总结书籍。相信通过这套丛书的出版一定能给广大中医工作者和中医爱好者带来巨大收益，同时也必将推进我省中医药学术的研究、继承与发展。有感于此，欣然为序。

最后奉诗一首：

中医一院不寻常，
诸位名师泛宝光。
继往开来成大统，
章章卷卷术精良。

国医大师 张磊

2022 年 10 月

# 丛书编写说明

河南中医药大学第一附属医院经过近70年栉风沐雨的发展，各方面建设都取得了长足的发展，特别是在国家中医药管理局开展全国名老中医药专家学术经验继承指导工作及全国名老中医药专家工作室建设工作以来，更是培养了一大批优秀的中医临床人才和深受百姓爱戴的知名专家，为了更好地总结、凝练、传承这些大家、名医的学术思想，展现近20年来我院在名老中医药传承工作中取得的成果，医院联合中国中医药出版社策划编撰了本套丛书。

该丛书囊括我院内、外、妇、儿等专业中医名家的临证经验，每位专家经验独立成册。每册按照医家小传、学术精华、临证精粹、弟子心悟等四个章节进行编写。其中"医家小传"涵盖了医家简介、成才之路；"学术精华"介绍名老中医药专家对中医的认识、各自的学术观点及自身的独特临证思想；"临证精粹"写出了名老中医药专家通过多年临床实践积累的丰富而宝贵的经验，如专病的临床诊疗特点、诊疗原则、用药特点、经验用方等；"弟子心悟"则从老中医们传承者的视角解读对名老中医专家中医临证经验、中医思维及临床诊疗用药的感悟，同时还有传承者自己的创新和发挥，充分体现了中医药传承创新发展的基本脉络。

本套丛书着重突出以下特点：①注重原汁原味的传承：

我们尽可能地收集能反映名老中医药专家成长、成才的真实一手材料，深刻体悟他们成长经历中蕴含的学习中医的心得，学术理论和临床实践特色形成的背景。②立体化、全方位展现名老中医学术思想：丛书从名老中医、继承者等不同角度展现名老中医专家最擅长疾病的诊疗，结合典型医案，系统、全面地展现名老中医药专家的学术思想和临证特色。

希望本套丛书的出版能够更好地传播我院全国名老中医专家毕生经验，全面展现他们的学术思想内涵，深入挖掘中医药宝库中的精华，为立志传承岐黄薪火的新一代医者提供宝贵的学习经验。为此，丛书编委会的各位专家本着严谨求实、保质保量的原则，集思广益，共同完成了本套丛书的编写，在此谨向各位名老中医专家及编者表示崇高的敬意和真诚的谢意！

丛书在编写的过程中，得到了王永炎院士、张伯礼院士、国医大师张磊教授等老前辈的指导和帮助，在此表示衷心的感谢和诚挚的敬意！

河南中医药大学第一附属医院

2021 年 8 月 30 日

# 本书前言

史纪教授，为第五批全国老中医药专家学术经验继承工作指导老师，全国名老中医药专家传承工作室建设项目指导专家，河南省首届青苗人才培养项目指导老师，河南省名中医评选评审专家组成员等。从医50余载，在中医药防治小儿呼吸系统、消化系统疾病等方面，积累了丰富的临床治疗经验，传道授业解惑于众多青年医者，为中医药的传承与发展，做出了重大贡献。

《备急千金要方》载："大医精诚，止于至善。"这句话，在史纪教授身上得到了充分的体现。医道乃"至精至微之事"，习医之人需"博极医源，精勤不倦"，使其具有精湛的医术，此为"精"。史纪教授从医50余载，枕典席文，博览医籍，持之以恒，数十年如一日。此外，医者亦需具有高尚的品德修养，有一颗"见彼苦恼，若己有之"，扶贫济弱、淡泊名利的仁爱之心，所谓"诚"，是其义也。史纪教授临诊"皆如至亲之想"，倾耳而听，不厌其烦，尽心竭力，仁爱之心不言而喻。

传承与发展，是中医学亘古不变的话题，史纪教授深知其重要性。"师者，所以传道受业解惑也"，作为一名老师，史纪教授谆谆不倦，在中医药传承的道路上不懈努力，而创新与发展，是中医永存的灵魂。史纪教授不断探索，留下了他执着追求的足迹，形成了鲜明的学术观点和诊疗风格。

本书为史纪教授学术观点与诊疗经验之剖析，并将其进行传承！我们应共同努力，将中医学这个中华文化的瑰宝发扬光大！

宋桂华

2022 年 9 月

# 目录

## 第一章 医家小传

## 第二章 学术精华

## 第三章　临证精粹

## 第四章　弟子心悟

# 第一章　医家小传

# 第一节　医家简介

　　史纪（1945—），男，河北省保定市人，中共党员，教授，主任医师，任职于河南中医药大学第一附属医院，第五批全国老中医药专家学术经验继承工作指导老师，全国名老中医药专家传承工作室建设项目专家，河南省首届青苗人才培养项目指导老师，河南省名中医评选评审专家组成员，中国民族医药学会儿科分会专家委员会委员。

　　史纪教授从事儿科临床及教学工作 50 余年，治学重临床、重实践，师古而不泥古，广采各家之长，融会贯通，学以致用。史纪教授博览群书，精心研读中医经典著作，善于吸取历代医家各个流派的长处和宝贵经验，结合自己的临床经验，对小儿的生理、病理特点颇多见解，有所创新。史纪教授常说学习经典、经方、他人经验等，重在取其意、明其理，这样才能灵活运用，举一反三。

# 第二节 成才之路

## 一、少承庭训，立志岐黄

史纪出生于一个医生之家，父亲生前是河南省直机关第二门诊部医生，医生组组长，同时负责省委领导的医疗保健工作。母亲是药房的药剂师，由于从小受家庭氛围的影响，对医学产生了极大的兴趣，1963年从郑州大学附中（现省实验中学）毕业，考入河南中医学院（现河南中医药大学），开始了学习中医的生涯，并有幸师从当时河南省著名中医儿科学家郑颉云老师。郑颉云严谨的治学态度、精湛的医术、勤于为病人服务的医德医风，给了他很大的教育和启迪。

史纪在中医学院的五年大学生活并不平静。1965年下半年参加了当时学校组织的农村社会主义教育运动，接受锻炼和教育。大部分学生和部分老师由校党委副书记、老红军张茂学带队到许昌地区襄县农村参加运动。他被分配到麦岭公社赵南大队驻村，一待就是半年，1966年上半年平静地上了一学期课，下半年"文化大革命"开始了，学校停课。一直到1968年毕业，运动还没有结束。史纪在学校学习时，学习很用功，还是班上的学习委员。跟郑颉云老师学习也很用心，又勤快，很受郑颉云老师喜爱。只可惜五年间真正平静下来学习的时间也就三年多点。有很多知识并没有完全学会、掌握，郑颉云老师在儿科疾病的诊断如小儿麻疹上很有特色。一次，史纪随郑颉云老师到一发热患儿家中应诊，进屋后听到孩子在里间一阵咳嗽，郑颉云老师便判断这个孩子得的是麻疹。经过检查后发现正如郑颉云老师判断的那样患了麻疹。当时还未见到孩子，怎么知道就是麻疹呢，史纪很是纳闷，便问："还没有见到病人，您是怎么判断的呢？"郑颉云老师回答说："麻疹孩子的咳嗽似一种水鸡样声的咳嗽。"他在其著作《儿科证治简要》一书中是这样描述的："在此点（科氏斑）未出之前，根据我个人经验，若患儿咳嗽时，有痰水梗喉嘶哑声，即可判断要出麻疹。"这一判断麻疹的方法史纪一直没能掌握，算是失传了，他觉得实在是可惜。后来调入中医学院任教时学校的一位老院长还半开玩笑地说他，"你们这几届学生是'先天不足'"，这句话使他倍感压力。

1968年底史纪毕业后分配到河南省西平县城关镇卫生院工作。这是个基层医院，不分科，内外妇儿、中医西医都得会处理。那时刚毕业没有独立应诊的经验，只能靠自学和多临床多实践来提高自己。有一件事对史纪触动很大，当时县民政科有两个抗美援朝的老兵要到新乡荣军医院治病，医院领导让他这个刚毕业的医学生去护送他们到新乡治疗。这时的史纪一没有独立抢救经验，二又是同时送两个双目失明的伤残军人，一路上心里忐忑不安，担心要是发生什么事情怎么办。幸好这两位老兵非常配合，最后顺利地将他们送到目的地。通过这件事情，史纪认识到作为一个医生，仅有书本知识是不行的，一定要有长期的临床锻炼和实践积累才能够更好地承担起自己的责任。"文革"期间刚从学校毕业的学生到农村去接受贫下中农再教育是必然的一课。史纪不久即被下派到农村生产队驻村锻炼，接受再教育。他是从小在城市长大的，从没有在农村生活过。刚去时还真是做好了各种思想准备，要吃大苦了。下乡以后和社员们一起早出晚归下地劳动，社员们对他这个下乡锻炼的医生也非常照顾，把他当作自家人一样对待。生产队派活时，总是让他干轻活，劳动中间大家休息时也都是让他多休息一会。生产队长对他说："你没有干过农活，慢慢跟着学着干吧，别累坏了身子，时间长了就会了。"下乡时间虽然不长，但确实从思想上和身体上都得到了锻炼。也认识了一些庄稼的模样，学会了锄地、施肥、种菜、打场、晒麦，还能扛起百十斤重的麻袋。多年以后，史纪教授回想起那一段经历，还是很感慨，贫下中农社员们真的是太淳朴、善良、厚道了。他们那种吃苦耐劳的精神让他学习了一辈子。由于他工作认真，又踏实肯干、勤于学习，跟同志们团结得好，取得了大家的一致好评和领导的认可。

一年后，史纪便调入西平县人民医院中医科。到县医院工作后，面临的临床问题更多更复杂。他深感仅靠学校学习的基础理论知识和技能远远跟不上临床的需求，很多医疗上的问题需要自己去摸索总结，去处理，觉得差距和压力更大了。有了差距就有了追求，有了压力就有了动力，于是他便沉下心来认真学习钻研业务。在别人品茶休闲、喝酒聊天的时候，自己静下心来排除所有的干扰和诱惑，在当时条件非常简陋困难的情况下，坚持自学，不仅学习中医，也学习了西医知识。在基层医院工作，除了上班之外，还要经常下乡、驻村、巡诊、防疫、培训赤脚医生、检查村卫生室工作，留给个人学习的时间并不多，但是史纪一直坚持下来了，把所有能用的时间都充分利用，积少成多，慢慢地差距越来越小了，业务也逐渐成熟了。在短短的二三年时间里就在业务上牢牢地站稳了脚，很快在当地群众和医疗同行中树立起了良好的形象，登门求医的人也越来越多。

1970年6月，史纪被抽借到了驻马店地区文卫局参加地区的《土单验方选编》一书的收集整理工作。借调期间他到地区所辖几个县基层卫生院和村卫生所，搜集整理民间行之有效的土单验方。有不少土单验方群众应用较多，也很有疗效。记得在泌阳县采集到了一个治疗慢性骨髓炎的土方，即用陈芝麻叶煎熬成膏状，外敷患处。史纪后来在临床上曾试用过，确实有效。这在当时缺医少药的情况下，确实是一个很好的治疗路径，也使史纪在临床上多了一个新的思路和治法。到了9月份，驻马店地区乙脑流行，地区文卫局组织医疗队下乡，编写组工作暂停，编写组人员都被派往各县参加乙脑防治工作。史纪参加了赴平舆县的医疗分队，由于当时医务人员紧缺，疫情范围又大，救治工作相当繁忙，当地县文卫局也没有条件派车接送，他便独自一人从县城步行二十多里到该县万冢公社卫生院支援当地的乙脑救治工作，当地卫生院条件非常简陋，史纪克服了工作及生活上的诸多困难，和当地医务人员在一个多月的时间里先后接诊救治了上百名乙脑患者。工作最紧张的时候，一连几个晚上都是和衣而睡，一有情况便立即赶到患者身边。治疗中他和卫生院医护人员积极配合，利用自己所掌握的知识技能，充分发挥中医药独特优势，以白虎汤、清瘟败毒饮为基础方，临床辨证化裁、灵活应用，成功救治了许多乙脑患儿，取得了零死亡率的满意疗效。

1975年8月，驻马店地区遭遇了百年不遇的特大洪灾，史纪参加了救灾医疗队，赴西平县一些受灾严重的公社、大队开展救治工作，每天趟着烂泥和积水到各村巡诊，寻救受伤和患病的人民群众，使他们能得到及时的救治。他也遇到了一些曾在县医院接受培训和学习的赤脚医生，看到他们在灾情面前不怕危险、不辞劳苦地去逐村逐户抢救病伤者，充分发挥了农村基层医务人员的防疫救治作用。把灾后疾病控制在最低状态，保障了农村灾后卫生安全。这些赤脚医生看到了这个曾经给他们讲过课、带过临床的老师到他们村里来，感动地拉着史纪的双手，热泪满眶。当地群众不等不靠响应号召，在公社和大队干部的带领下，积极开展生产自救的顽强精神深深感动了他，就这样他一直坚持工作到灾情结束。基层单位虽然条件差，但是能锻炼人、考验人的意志，这为他今后的进步和发展创造了很好的条件。

## 二、潜心幼科，重视科研

1978年底史纪调入河南省卫生厅医学会工作。由于他工作认真勤奋，不怕吃苦，对自己能严格要求，对领导和同志们尊重、热情，受到机关同志们的赞扬。这期间由于工作原因，时常接触到省内各科的著名专家教授，像高保谦、沈琼、魏太星、席雨人、李振华、乔保钧、武明钦等，并有机会参加了一些学术活动，这些教授渊博深厚的专业知识，追求医学事业的执着精神，严谨认真的学术作风，给他留下了深刻的印象，也给了他学习的好机会，使他开阔了眼界，学到了很多知识。这也让史纪更加怀念和留恋以往从事的医疗工作，丢不下多年来从事的中医临床，便向领导提出调动的请求。机关同志一再挽留，后来在导师郑颉云的帮助下，于1981年6月调回了母校，在儿科教研室当了一名教师。

在那个时候不少人争着进机关，而史纪反而要求下到医疗一线，用他自己的话说这就是"中医的缘分和情怀"。到了学校以后，工作环境变了，专业要求更高了，自己感觉到和老教师、老学长的差距很大。别人从教从医那么多年了，业务成熟，经验丰富，你一个刚从基层上来的医生，专业的差距可想而知，所以一刻也不敢放松。要想做一个合格的优秀专业教师，没有捷径，唯一的办法只有加倍努力赶上去。那几年每天晚上十二点之前从来没有休息过，看书、学习、查资料、写讲稿、备课，白天仍坚持上临床、上讲台。那种苦和累只有自己知道。夫人是医院的临床医生，尽管工作也很忙、很累，为了让丈夫能安心搞好工作，总是默默地全力支持着他的工作，几乎承担了家庭的全部事务。

史纪没有让领导、老师和家人失望，很快赶了上来，每年都圆满完成学校的各项教学和临床工作。1983年入了党，晋升了讲师，多次被学校和附属医院评为优秀共产党员、优秀教师、优秀带教老师，成为教研室的骨干教师。医教工作中他十分注意潜心总结教学及医疗活动的心得和经验，进行汇集归纳，找出要领，筛选出精华，撰写学习心悟，每年都发表一二篇专业论文。1982年参加了省卫生厅组织的《河南省名老中医经验集锦》一书的收集、整理、编写工作，成书62万多字，该书荣获1983年度全国优秀科技图书（医药部分）二等奖；另外还参加了《黄河医话》《河南省秘验单方集锦》等书籍的整理编写工作。1984年9月到南京中医学院（现南京中医药大学）参加全国中医儿科师资班进修学习半年。1992年、2001年两次到北京协和医科大学培训中心短期培训。这几次的专业培训，尤其是南京中医学院的全国儿科师资班学习，令史纪受益匪浅。通过学习，他对中医儿科的认识更深刻、系统了。江育仁、王萍芬、汪受传等严谨的治学态度，给他留下了深刻的印象。南中医和北协和的老师们对学术的执着、敬业的境界、工作的认真也给了他很大的启迪。

1989年河南中医学院（现河南中医药大学）第二附属医院（河南省中医院）成立，为了支持二附院的创办和开展工作，学院党委安排学校各临床教研室，除儿科留在河南中医学院第一附属医院（一附院）外，内、外、妇、骨伤、眼、耳鼻喉等教研室全部放在了河南中医学院第二附属医院（二附院）。在临床部主任孙建芝教授的协调下，史纪去了二附院。二附院地处郊区，建院之初，周边环境很差，条件非常艰苦，生活、交通也很不便，没有公交车，又常常因为工作赶不上医院班车，他只能每天骑自行车从学校跑近20里路，风吹日晒去医院上班，跑一趟夏天满身是汗，冬天浑身冻透。但他作为一个老教师，一个科室临时负责人（第二年正式任命为科主任），不怕苦，不怕累，带领科室同志从零做起，克服种种困难，把儿科门诊、儿科急诊、儿童保健门诊、儿科病房都建立起来，当年即开展起了正常的门急诊医疗和病房收治工作。后来又经过大家的努力儿科很快形成了规模，发挥了很好的医疗保障作用和社会效益，为二附院儿科的进一步发展奠定了坚实的基础。1994 年 2 月史纪调离二附院，到一附院任医院党委副书记。

1996 年全国中医儿科发展处于一个十分困难低潮的状态，有一些医院出现了儿科病房缩减，甚至撤销、合并的情况。一附院儿科工作也受到严重影响，各项工作停滞不前，甚至倒退，床位使用率不足百分之十，人心涣散。在这种情况下，一附院党委委派史纪去儿科兼任科主任，负责协调整顿儿科的工作。在当时形势下，这可是个苦差事，一方面自己原来分管的医院工作不能放松，另一方面还要接管一个问题诸多亟待整顿的下滑滞后科室。一附院是河南省组建中医儿科病房最早的单位，也是老百姓最喜欢就诊的医院，儿科的医疗优势更是家喻户晓，如果儿科跨了下来，其负面影响不敢想象，到那时候你就成了历史罪人，担子不轻啊。

他到任后经过调研交流，认真分析，深入查找原因，提出了新的管理方案，进行了人员的调整，业务上除了进一步发挥传统病种的治疗优势，还积极协调开展小儿肾病和小儿肾穿业务。虽然儿科肾病的中西医结合治疗，在当时已显现出发展的苗头，但是肾穿刺技术一直是困扰一附院儿科的重大问题，当时儿科医生还没有掌握肾穿技术，一遇到疑难病问题，就只能把患者转到上级医院去做进一步检查。很大程度上影响了一附院肾病患者就诊率和信任度。史纪和科内同志经过积极努力和协调，把当时开展小儿肾穿技术比较成熟的北京医科大一附院的刘景诚教授请进门来言传身教。在刘教授的热情指导和手把手传授下，科里几个年轻骨干大夫都很快掌握了小儿肾穿技术，使一附院儿科成为省内较早开展肾穿业务的单位。不仅提升了科内大夫的处置能力和技术水平，还提高了整体的素质。同时史纪还积极扩大对外宣传和特色专业推介，联系省内报纸、电台、电视等媒体前来采访报道，努力扩大社会影响力并组织科内骨干医生专业讲座。经过多方努力，史纪联系到中央电视台四套《健康之路》栏目，在电视栏目上对儿科的优势和特色进行专题报道和讲座。使医院儿科走出河南，在全国观众面前展示出风采。让广大患者能更清楚地了解医院儿科的诊疗特色和优势，调动了大家的积极性，带领儿科整体发展。经过三年的不懈努力，不仅制止了儿科业务下滑的势头，提高了门诊量和住院床位占用率，还为儿科呼吸、肾病、脑瘫等多学科发展打下了良好的基础。儿科出现向好的势头，开始恢复往年那种紧张繁忙的景象，之后在史纪教授的建议和帮助下，儿科成立了以丁樱教授为主任的科室领导班子。

医院儿科脑病防治工作当时还处于一个启蒙阶段，在全国也仅有东北的少数几家医院开展。对于医院来说，这是一个全新的领域，没有任何基础和设备器材，相关人才稀缺，仅有马丙祥教授一人，起步十分艰难。史纪教授看准了这一学科良好的发展态势，认为这是一个很有发展前景的专业，对改善科室专业结构、提升科室综合发展规模、突出科室中医特色优势很有帮助，于是就大力扶持脑病专业的成立和发展，在人员和资金上给予全力支持，尽力为马丙祥教授创造最适宜的条件和发展空间，调动马丙祥教授的积极性。经过一段时间，以马丙祥教授为首的"脑瘫治疗小组"成立了。在以后的几年中，脑瘫专业发展形势非常好，取得了显著的成绩，不仅形成河南省小儿脑病中西医结合诊疗中心，而且吸引了全国甚至海外的很多患者前来就医。现在已经发展成为一个享誉国内外、国内领先、技术全面、实力强劲的专业团队和医教研基地。

史纪教授在担任一附院领导工作后，虽然人不在专业一线，但仍然坚持在繁忙的行政事务中尽力抽出时间学习业务，经常和业务院长一起查房，关心医院的业务建设和发展。经常带领医疗队下乡到农村义诊服务。为了扩大医院的影响力，拓宽医院服务范围，通过多方努力与河南报业集团等省内多家主要媒体建立了良好的协作关系。通过各主要报纸、电视台栏目宣传推介医院的发展状态、特色优势、专科专家等。后来在郑玉玲院长的支持下还和中央电视台四台取得了联系，建立了良好的合作关系。几年间，通过《健康之路》栏目这个大平台先后为医院周围血管科、肛肠科、消化内科、儿科、心血管科等科室做了专题讲座。把这些科室的突出优势和中医治疗特色、优秀的学科带头人和骨干专家推到全国人民面前。并通过四套节目的国际频道，把医院的中医特色和著名专家展示到世界华人的视野里，产生了很大的反响，也受到中央电视台栏目组的好评。史纪教授还主持参与了河南中医药大学第一附属医院国医堂的建设工作，鼓励退休老专家们到国医堂发挥余热，把国医堂办得有声有色、红红火火，医院国医堂门诊后来被省委组织部和省老干部局评为全省老干部工作先进集体，同时，他还投身于医院的精神文明建设，带领医院连续多年获得河南省精神文明建设先进单位。几年间自己也得到了很大的锻炼和提高，同时对自己所喜爱的儿科专业也有了许多新的想法和更高的追求。

多年来史纪教授勤于临床的同时，也非常重视科研和经验总结，先后发表学术论文 40 余篇，参与出版学术专著 12 部，获地厅级科技进步二等奖 2 项。1982 年参加河南省卫生厅组织的《河南省名老中医经验集锦》的收集整理编写工作及《黄河医话》《河南省秘验单方集锦》的整理编写工作。史纪教授的临床和管理工作为医院儿科的进一步发展创造了良好的条件，也使自己在其中得到锻炼和提高。

## 三、身正为范，德高为医

2006 年 4 月史纪教授退休，但仍然不断学习进取、关心科室发展和学科建设，认真做好临床带教工作，不忘继续为医院儿科工作发挥余热，多次谢绝了社会上一些单位的高薪聘请，坚持留在医院和儿科同道们一起工作，每天总是提前到岗上班，认真诊治每一个患儿，耐心热情地为患者服务。因为求医的患者很多，常常延迟两三个小时才能下班。多年来在小儿呼吸道传染病、各类肺炎、支气管炎、哮喘、鼻炎、免疫低下、腹泻病、营养失调性疾病等呼吸、消化病证方面积累总结了丰富的经验并取得了显著的疗效。由于工作突出，史纪教授每年都受到医院表彰，先后被国家中医药管理局、河南省中医管理局确定为第五批全国老中医药专家学术经验继承工作指导老师、全国名老中医传承工作室指导老师、河南省首批中医药青苗人才培养项目指导老师，为中医儿科培养一代年轻有为的新生力量。

在 50 多年的医教研工作中，他先后获得大学和医院各类表彰 20 余次，并荣获河南省老干部工作先进个人称号，发表各类学术论文 40 多篇，主编和参编专业著作 12 部，荣获地厅级科研成果二等奖两项。每年亲自带教培养进修生、规培生、实习生、留学生、研究生数十人，他带出的学生中很多已成为所在单位的业务骨干和带头人。

### 四、传承经典，博采众长

史纪教授勤于临床，善于总结，从医 50 余载，较好地继承和发扬了郑颉云教授的学术思想，在临床中采用固护肺脾法治疗小儿反复呼吸道感染、活血化瘀法治疗小儿肺炎喘嗽、柔肝平肝法治疗小儿痉挛性咳嗽、清热祛湿助运法治疗小儿各类发热性疾病、清泻解毒和胃法治疗小儿泄泻、健脾和胃消滞法治疗小儿食积等，取得了突出的疗效。

史纪教授的学术思想是以《黄帝内经》《伤寒杂病论》等中医经典著作为理论来源，继承了钱乙、张子和、李东垣、万全等医学大家学术思想，同时在临床实践中吸取了郑颉云教授的学术思想精华，从而形成了自己独特的学术思想。

史纪教授的学术思想源于《黄帝内经》《伤寒杂病论》。《黄帝内经》是我国中医学理论的奠基之作，被誉为中医四大经典著作之首，其中记载了大量关于咳嗽的临床诊疗思想，如《素问·生气通天论》云"秋伤于湿，上逆而咳"，《灵枢·本脏》云"肺高则上气肩息咳……肺坚则不病咳上气"，皆是对咳嗽的病因病机、辨证论治的描述。史纪教授勤求古训、博采众长，深入研究《黄帝内经》，非常尊崇"五脏六腑皆令人咳，非独肺也"之理论，结合自己的临床实践，提出了运用"肺病治肝"治疗咳嗽变异性哮喘的独到见解。史纪教授非常崇尚《伤寒杂病论》，年轻时即熟读、背诵经典条文，临证时善用经方，随师侍诊时相关经典条文常脱口而出。

经过50余年的临证实践，史纪教授学术思想上源于《黄帝内经》《伤寒杂病论》，下承于钱乙、张子和、李东垣、万全之说，师于郑颉云教授，在继承的基础上不断创新，逐渐形成自己独特的学术思想，提出"六经辨证"治疗小儿咳嗽、"肺病治肝"治疗小儿咳嗽变异性哮喘、从"脾常不足"论治小儿迁延性腹泻、从"肝常有余"论治小儿多发性抽动症等新的诊疗思路与方法，取得良好的临床疗效。

史纪教授一生淡泊名利，执着中医事业，勤奋上进，虚心好学，刻苦钻研，不辞辛劳，在中医学这片热土上拼搏耕耘。教好带好学生，培养合格的优秀中医接班人；治好患儿的病痛，保障孩子们健康成长，是他最大的快乐。今年已经77岁的史纪教授，"老骥伏枥，志在千里"，仍坚持门诊应诊及病房等工作，为中医儿科的发展不懈努力。

# 第三节　学术思想

## 一、脾常不足，易生虚证；肝常有余，易生实证

仲景谓："见肝之病，知肝传脾，当先实脾，四季脾旺不受邪，即勿补之。"万全结合小儿生理、病理特点，在钱乙小儿五脏虚实辨证基础上，提出了小儿"脾常不足""肝常有余"的学术思想。史纪教授从《脾胃论》中得到启迪，加之受万全学术思想的影响，结合自己多年的临床实践经验，认为小儿脾常不足，易生虚证；肝常有余，易生实证。

脾常不足，易生虚证。小儿如草木之方萌，旭日之初升，生长发育虽迅速，但血气未定，需要较多的水谷精微、精血津液等营养物质。脾胃为气血生化之源，运化水谷精微，转化为人体生长发育所需的精微而滋养全身。《灵枢·五味》云："胃者，五脏六腑之海也，水谷皆入于胃，五脏六腑皆禀气于胃。"小儿既有生机蓬勃、发育迅速的一面，又有脏腑娇嫩、形体未充的一面，故五脏六腑均未发育完善，胃肠功能薄弱，不能充分化生和吸收水谷精微，故万全将小儿这种消化功能不足和生长发育营养需求不能得到满足的状态称为"脾常不足"，并解释了小儿这种特殊的现象："脾常不足者，脾司土

气。儿之初生，所饮食者乳耳，水谷未入，脾未用事，其气尚弱，故曰不足。不足者，乃谷气之自然不足也。"万全认为，此不足非指病态，而是指小儿生长发育迅速，但脾胃功能尚未完善，容易出现负担过重的生理状态。

肝常有余，易生实证。"肝常有余"之说源于北宋医家钱乙，元代著名医家朱丹溪虽然也云"小儿肝只是有余"，但仍未形成完善的理论体系。万全在总结前人经验及结合大量临床实践的基础上，提出了小儿最根本的生理特点之一是"肝常有余"，认为其是小儿的本脏之气。故在《幼科发挥·五脏虚实补泻之法》中云："肝常有余者，本脏之气也，盖肝乃少阳之气，儿之初生，如木方萌，乃少阳生长之气，以渐而壮，故有余也。"万全认为，肝属木，旺于春，春乃少阳之气，万物之所资以发生者，儿之初生，如木之芽，其气方盛，亦少阳之气方长而未已，故曰肝有余，有余者，乃阳自然有余也。

史纪教授非常赞赏"肝常有余"的观点，认为此观点反映了小儿真实的生理、病理特点。在生理上，"肝常有余"概括了小儿生长发育快速、生机勃勃的生理特性，性格上表现为活泼、爱动的天性。肝阴血涵养肝之少阳之气，肝阳气充盛推动小儿生长发育如同春天的草木，一派生机盎然的景象。史纪教授继承了"肝常有余"的学术思想，通过临床实践，发现小儿肝常有余，发病以实证居多。万全在《育婴秘诀》中云："人皆曰肝常有余，脾常不足，子亦曰心常有余而肺常不足。有余为实，不足为虚。"病理上"肝常有余"常为小儿发病的病理基础，史纪教授认为肝常有余最容易导致肝阳上逆或木乘土虚，究其原因，与小儿"肝常有余，脾常不足"

的生理特点有关。肝为足厥阴风木之脏，主风、主动，若感受外邪，耗损阴液，易化热化火，引动肝风，出现高热、抽搐、惊风、多动不安、急躁易怒、角弓反张等有余之证。唐容川《血证论》中云："木之性主于疏泄，食气入胃，必赖肝木之气以疏泄之，而水谷乃化。"肝为刚脏，主疏泄，主藏血，体阴而用阳，喜调达而恶抑郁，有调节人体气机的作用。

脾与肝两脏在生理上相互促进，相互制约，维持着人体脏腑之间的平衡，在病理上亦相互影响。在正常的生理条件下，肝可以疏泄脾胃之气，脾胃运化功能正常方能保持脾升胃降，即"土和木达"。脾主运化水谷精微，为气血生化之源，肝得脾所输布的精微之濡养，才能正常发挥疏泄功能，此所谓"木赖土培"。在病理情况下，若肝木旺盛，横克脾土，导致木乘土，则出现纳食不佳、腹胀、厌食等症状；若肝失疏泄，气机郁滞，脾胃不能正常运化，常导致脾失健运，胃失受纳，则出现纳呆、腹痛、腹胀、泄泻等肝脾不和之证。

针对小儿肝常有余的生理特点，史纪教授辨证求因，若肝阳上逆之证，则以疏肝理气为则，加以清肝、柔肝、镇肝之法；若脾虚肝亢或肝脾不和之证，则以运脾平肝为则，以运脾为主，佐以疏肝、平肝、柔肝之品，以期土健木平，则肝脾二脏各有所安。

"脾常不足"（《育婴家秘》）是小儿固有的基本生理特点，这一特点贯穿小儿生长发育的始终。无论从脾胃系统的解剖学形态特点，胃肠道的生理功能，还是整个脾系的免疫功能，各种消化酶的分泌功能等，都处于一个不充足、不完善、调节适应性差的状态。如肠道长度短，黏膜层较差，酶的分泌量不足、活性差,这种生理特点决定了小儿在生长发育的相当长阶段中,消化系统疾病的发生率较高。这是一个无法回避的问题,也同样是一个必须认真对待并加以不断调整处理的问题。很多疾病可以导致脾胃功能的紊乱、受损,同时脾胃功能失调又会加重原发病的病情。随着小儿年龄的增长,全身各器官形态、功能日趋完善,脾常不足的问题也会随之改善。

## 二、从脾论治,重视固护脾胃之气

脾胃为后天之本(《医宗必读》),其意是脾胃是人体五脏六腑中至关重要的脏器之一,对生长发育至关重要,是人体生长发育阶段的基础和依赖。在整个生长发育阶段,人体所需要的各种营养物质均来自脾胃的吸收、运化及输布,全靠脾胃功能的运化,脾胃功能的临床状态、病机转化,决定病的预后和转归。诸多临床实践说明,小儿患病后能吃能喝与吃喝不佳相比,原发病的治疗效果不一样,病程长短与转归亦有所差别。诚如《黄帝内经》曰:"安谷则昌,绝谷则亡。"《仁斋直指方论·病机赋》言:"胃乃六腑之本,脾为五脏之源。胃气弱则百病生,脾阴足而万邪息。"故有"有胃气则生,无胃气则亡"之论。

李东垣脾胃学术思想对史纪教授的影响也比较大,李东垣认为,脾胃是人体气机升降之枢纽,人体生理活动都是依靠脾禀气于胃而营运气血,各种精微物质都需要通过"输精于脾",才能营养全身,不断地推动机体进行新陈代谢。若脾胃之气受损或不足，气机升降失常，则诸病为之生也。其治疗大法以补充中气为主，治疗中多予甘温益气之药，并配以升清阳药调畅脾阳。万全之学术思想承载于钱乙，又有发展，在钱乙小儿"五脏六腑，成而未全，全而未壮"的理论基础上，进行了更深刻的探讨研究，提出了"五脏虚实不足论"。史纪教授非常推崇其提出的"脾常不足"，"幼儿无知，口腹是贪，父母娇爱，纵其所欲，是以脾胃之病视大人尤多也"，认为脾贵在于运而不在于健，临证时无论是饮食不节导致的脾胃损伤，还是脾胃虚弱所生之脾胃病变，均以运脾、健脾为基本治法，同时根据病情变化辅以温阳、理气、化痰、消导、利水等方法。

史纪教授认为小儿脾胃常不足，若饮食不节，则易因饮食停滞而出现呕吐、发热、腹胀、便秘等，常从仲景之下法，采用攻下法治疗，然小儿脏腑娇嫩，下法过度则易伤阴伤阳，故常中病即止，且时时固护脾胃之气。史纪教授常告诫学生临证时要"行欲方而智欲圆，心欲小而胆欲大"，准确把握下法适应证后方可应用攻下之法，《伤寒杂病论》中下法之禁忌，切莫忽视，一定要熟记于心，如果不恰当地运用了下法，极易伤害到小儿稚弱的身体，故"两害相权取其轻"。仲景在《黄帝内经》脾胃理论基础上，整个六经辨证理论体系之中处处贯穿顾护脾胃的学术思想，《伤寒论》方中约四分之一方剂与脾胃有关，若脾胃气虚者，则采用理中汤、建中汤、四逆汤辈之类，即使病机发展到以邪盛为主要矛盾时，亦攻邪扶正兼顾，以保胃气为原则，时时注重顾护脾胃。

史纪教授师承于当代名医郑颉云教授，郑颉云教授娴于医术，尤擅儿科，根据小儿患病发病骤急，病情多变，汤药煎熬缓不济急的特点，化裁古方，主以散剂调治，并创制20余种儿科散剂。这些散剂，药廉效佳，使用方便，经过临床应用，深受患儿欢迎。临床常用的牛黄散是从"一捻金"加味而来，加味三甲散是古方"三甲散"和"三消饮"二方加减而得，其他诸如定风散、参苓白术散、顿咳散等，不一而论。郑氏在诊治中十分重视脾胃功能，在所著《儿科证治简要》中指出："小儿情志未全，故少有七情六欲之伤。但因其脏腑气血尚未充盈，加之饥饱温寒不易适度，因而外易受六淫侵袭，内易为乳食所伤；或为先天遗患，尤以脾胃之疾为多。故调理脾胃，实为儿科临床的重要一环。"

史纪教授总结历代前贤的学术观点，并对历代医家的学术思想进行了升华，一贯重视脾胃，提出：小儿脾常不足，所病虚证多、实证少。万全云："若饮食无节，寒暑不适，则脾胃虚弱，百病生矣。"史纪教授认为，小儿乳食不知自节，兼之调护失宜，则脾胃更易为饮食所伤，引起脾胃虚弱。小儿脾胃虚弱，运化失常，水谷精微不能正常输布，导致饮食积滞，继而出现泄泻、疳证等以虚证为主要表现的消化系统疾病。进而降低机体免疫能力，直接影响身体的健康。小儿脾常不足与肺常不足可相互为病，尤以脾常不足为甚。"脾为生痰之源，肺为贮痰之器"，脾脏虚弱则不能正常运化水湿，聚而为痰，痰饮上聚于肺，肺失宣发肃降则易出现慢性咳嗽、痰多等。肝为刚脏，主藏血，体阴而用阳，小儿脾常不足，意味着提供给肝脏的精微过少，引起肝阴血之不足，肝脏不能正常濡养而肝阳过亢或肝气偏旺，肝木乘脾犯胃，则见呕吐、腹胀、腹泻、肠鸣、腹痛、厌食等。小儿脾常不足常可影响肾脏，若病理状态下脾久虚，可脾虚及肾，肾阳不足，火不暖土，阴寒内盛，脾肾阳虚而出现泄泻、水肿等证。史纪教授临证时常根据病情，先调理脾胃，继以治疗本证；若病情需要治肺、治肝、治肾时，仍处处以固护中焦，调理脾胃为要，这种观点是基于史纪教授对于脾胃为根基认识基础上的。同时史纪教授认为，小儿用药需方小量轻，既方便患儿服用，又不易损伤脾胃。史纪教授在小儿用药中常慎用峻剂及金石之药，告诫我们勿妄施攻下之法。

小儿脏腑娇嫩，尤其是肺脾胃。在小儿各类疾病中，脾胃最易受伤，因"五脏禀受气于六腑，六腑受气于胃"（《脾胃论》），故无论是外感疾病，还是内伤杂病，往往都累及脾胃，而脾胃受损则会衍生各种疾病，诚如东垣先生"脾胃不和、百病由生"之论。脾胃受损之后，反过来又会影响原发疾病的转变和康复，常常直接或间接影响到其他疾病的治疗效果。就肺系疾病而言，肺脾胃经络关系密切，《灵枢·经脉》云："肺手太阴之脉，起于中焦，下络大肠，还循胃口，上膈属肺。"从五脏生克关系而言，脾为肺之母，病之所处，势必会出现母病及子、子盗母气之状，二者关系密切，故临床常见肺脾病证同见或先后出现，临证时肺系疾病从脾胃论治，脾胃疾病从肺论治。

脾生痰湿、百病由生。脾为阴脏，"喜燥而恶湿"，脾之阳气充盛，则运化水液正常，水湿不在体内潴留；"脾为生痰之源"，故脾虚不运则易生湿、生痰，痰湿内蕴，又易困脾，进一步加重脾虚，脾虚则加重痰湿，逐渐形成恶性循环，百病由生，因"百病皆由痰作祟"。故脾虚生痰生湿，痰湿碍滞气机，升降失调，百病由生，即无论何种原因导致脾胃受损，脾虚后所产生的各种病理物质和病理现象都可造成多个器官的异常变化。

脾虚痰湿病机转化轴，具体如下：脾虚→生痰生湿→代谢失调→湿毒浊邪不能及时排出体外→则可生变；若生痰浊——肺失宣降——肺系病证；若生热毒——毒邪内侵——肺、肠、肝、心、脑等病证；若生湿毒——湿毒内蕴——胃肠道病证；若生浊毒——影响肾、泌尿系统。

因此，脾胃变成了诸多病证、病机转化的核心脏器，痰湿为核心病理因素。故在临床治疗中，无论何种病证，如上感、支气管炎、肺炎等呼吸系统疾病，或是时令病，免疫失常等，均可配以调理脾胃之品，如焦三仙、砂仁、鸡内金、陈皮，或是院内制剂消积健脾颗粒（鸡内金、炒麦芽、炒神曲、焦山楂、陈皮、炒扁豆）、三甲开胃颗粒（制鳖甲、制龟板、炮山甲、鸡内金、炒槟榔、砂仁、番泻叶）等。如治咳嗽、发烧、鼻炎常用消积健脾颗粒，免疫调节剂除了传统的人参、黄芪等外，也常用消积健脾颗粒、参苓白术颗粒（院内制剂），或是白术、薏苡仁、砂仁、焦三仙等调补中药。免疫系统中IgA主要来自呼吸道，反复呼吸道感染患儿IgA下降，IgA下降相当于中医肺气不足，若要提升肺气功能，就要从脾论治，即培土生金，固护胃气。治疗脾胃病重在健运，以和为贵，反对动则以峻补、峻攻之法治疗脾胃疾病，是史纪教授继承万全关于小儿脾胃病治疗学术思想的精髓所在。史纪教授从脾论治小儿脾胃疾病之法主要有健脾益气法、健脾和胃法、行气燥湿法、清热泻脾法、滋脾养胃法、温中祛寒法六法。

## 三、肺病治肝

史纪教授在治疗小儿常见疾病及疑难疾病时重视整体辨证论治，但认为肝之功能失调常为本，多采用从肝论治法治疗，并提出了"肺病治肝"的学术思想。从肝论治，重视整体辨证论治。史纪教授认为"肝常有余"反映了小儿特有的生理特点，临床遣方用药时，要始终把握小儿的生理特点，同时还要注意肝脏"体阴而用阳"的特点，刚柔并济，补虚泻实，使肝气始终保持通畅条达，勿妄伐生之气而使充盛有余的蓬勃生机受戕，故《黄帝内经》中关于治肝之法云："以敛为泄，以酸泄之；以散为补，以辛散之。"

《难经》谓："呼出心与肺，吸入肝与肾。"肺主呼吸，位置至高，居于上焦，为五脏六腑之华盖，其气以下降为顺，肺气通降顺利，则肺能顺利地吸入清气，呼出浊气，完成吐故纳新；通过肺气的下降，肺所疏布的津液、水谷精微也运行有序，最终精微归肾，余浊归膀胱、大肠，完成清浊之运。肝居于下焦，主疏泄，主气机调节，其气主升，通过肝气的上升，可以保持人体气机出入均衡，呼吸平稳。《顾氏医镜》曰："升降者，病机之要也，升为春气，有散之义，降为秋气，有敛之之义。"气机升降是五脏六腑的生理活动，而对气机调节最关键的脏腑是肝肺。肺主降而肝主升，肝肺相互协调，对调畅全身气机具有重要作用。只有上焦肺气的下降与下焦肝的上升保持相对平衡，人体气机才能升降有序，通畅调达，保持生命活动的生理之常。肝与肺不仅在气机升降上相互协调，而且共主人体的气血运行。《重广补注黄帝内经素问》提出："人动则血运于诸经，人静则血归于肝脏。"肝主藏血，可调节全身气血；肺主治节，可以朝百脉，推动和调节全身血液的运行。肝肺升降相依，共同调节气血，从而推动气血在人体内循环不止。

《灵枢·经脉》曰："肝足厥阴之脉……上贯膈，布胁肋，循喉咙之后……其支者，复从肝别，贯膈，上注于肺。"肝脏与肺脏关系密切，经络相连，生理功能相辅相成。若肝为之病，可以循经络影响至肺脏，出现肺脏的病变。如肝郁化火，火气上逆，气机不畅，肺失宣降则出现木火刑金而发为咳嗽。

肺属金，在位为西；肝属木，在位为东。肝与肺，东西相对，金木相克。正常生理状态下，肺金可以克制肝木，肺肃降之气可制约肝阳上逆之气。在病理情况下，若肺气虚弱，无力制约肝木上逆，肝升发太过而咳嗽；或肝气郁结，郁而化火，肝火亢盛，灼伤肺阴而致木火刑金，出现干咳等肺金失常病证。

肺为华盖，主一身之气，以清肃下降为顺；肝主疏泄，可调节人体气机；肝升肺降，是调节人体气机升降运动的关键因素之一。二者在生理上相互依赖，病理上相互影响。若肝失疏泄，气郁化火，肺金被灼，肺失宣肃而出现木火刑金之证；反之若肺肃降失常，影响至肝，肝失调达，则气机升降失常。史纪教授在"五脏六腑皆令人咳"理论指导下，提出了"肺病治肝"治疗咳嗽变异性哮喘的观点，自拟定风散治疗咳嗽变异性哮喘及其他属于肝咳之证的咳嗽，经过多年临床实践，取得了非常好的疗效。

## 四、注重病证结合

儿科疾病看似单纯，但病情进展快、变化大，变证、并发症多，而传统的中医辨证和用药有时候不能快速准确地定位和处置。而对于有些急危重症的判断，中医显得有些笼统，特别是在未表现出典型明朗的证候特征时，会影响证型判断和方药选择。吸取、借鉴西医学的诊疗方面的可取之处，如急诊抢救、危重症判断和处置及疾病的鉴别诊断等，在疾病判断、合并症、病情转化预测及方药选择等方面上对我们很有帮助。另外，西医学在细胞学、分子学等方面的认识，也可印证和应用在对一些疾病病机变化的认识和处置上。如西医学对哮喘的发病机制认识，病理生理是气道高反应性、气道黏膜肿胀、气流不畅、分泌物增多、局部血流循环差，印证了中医的瘀血、气血痰浊瘀滞的存在，指导哮喘的治疗中可配伍一些活血化瘀、理气行滞之类的中药，亦可配伍一些平肝、柔肝之类的中药以缓解小血管、小气道痉挛。再比如反复呼吸道感染的免疫调节方面，IgA 主要来源于呼吸道，其功能可属中医所谓的肺气，IgA 下降，则免疫力差，尤其是呼吸系统疾病发病率高，正符合中医讲的肺虚。中医治疗肺虚一个很重要的方法是"培土生金"，所以在治疗反复上呼吸道感染方面，除了应用固表卫外之法外，尚注意加强调理脾胃，用助消化、强胃气的方法固护肺卫功能，增强免疫因子分泌及其功能，这正是利用西医学的认识来印证和实施中医学的认识和应用。因此，中医药治病同时，也要吸取和借鉴其他学科的新思维、新理念和新疗法，不断完善和充实自己的诊疗认识和方法。

## 五、"稚阴稚阳"与"纯阳"论的认识

"稚阴稚阳"和"纯阳"论是中医儿科学中有关小儿体质特点的两种理论观点，也是对小儿生理病理特点的概括性总结，对指导儿科临床起着积极作用。

关于小儿的体质特点，历代均有论述。如《灵枢·逆顺肥瘦》说："婴儿者，其肉脆、血少、气弱。"《诸病源候论·养小儿候》曰："小儿脏腑之气软弱。"《小儿药证直诀·变蒸》云：小儿"五脏六腑，成而未全……全而未壮"。《育婴家秘·发微赋》也说：小儿"血气未充……肠胃脆薄，神气怯弱"等。而小儿"稚阴稚阳"之说，最早见于清·吴鞠通的《温病条辨·解儿难》，书中云："小儿稚阳未充，稚阴未长者也。"吴鞠通认为，小儿时期各脏腑的发育都还不成熟，不完善，表现为机体柔嫩，气血未充，经脉未盛，脾胃薄弱，肾气未充，腠理疏薄，卫外不固，神气怯弱，内脏精气不足，筋骨未坚。因此，他根据小儿的这些生理表现特点，并结合前人的论述，提出了小儿为"稚阴稚阳"之体的观点。"稚阴稚阳"都有哪些内涵呢？主要有以下两个方面。

## （一）指出小儿脏腑娇嫩，形气未充的生理特点

按照中医学理论体系对阴阳的解说，这里的"阴"是指体内精、血、津液等有形的物质，也包括了脏腑、筋骨、血脉、脑髓、肌肤等有形之质。"阳"是指体内各个脏腑的各种生理功能活动。"稚"即幼稚、不成熟、不完善。因此，"稚阴稚阳"实际上是指小儿无论在供给机体发育所需的营养物质基础上，机体形态发育上，还是在各个脏腑的各种生理功能活动上，均未臻成熟完善，处于一个娇弱、幼稚、不足的状态，机体功能亦不稳定，易受其他因素的影响而发生变化，尤其是肺、脾、肾三脏更为突出。这种幼稚不足状态，随着小儿的生长发育，逐渐趋向成熟完善。

## （二）指出小儿发病容易，阴阳易伤的病理特点

小儿为"稚阴稚阳"之体，由于这一体质特点，决定了小儿易于感触，发病机会多，在病程中阴阳均易受到损伤这一现象，这是小儿病理上的一个重要特点。儿科临床上，发病率与年龄有很大关系，年龄越小，机体幼稚不足状态表现越突出，自身调节功能及卫外功能越差，感邪发病率就越高，患病后若不及时治疗，"阴"与"阳"均易受到耗伤，而很快出现伤阴、伤阳或阴阳俱伤的危重证候。常常表现出"易虚易实""易寒易热"的变化。因此，在治疗小儿疾病时，既要固护元阳，又要顾护阴液，并视疾病性质，采用不同的治疗大法，防止偏寒偏热之弊。

"纯阳"一词原是道家修炼的术语，应用于医学上，首见于《颅囟经》，书中曰："凡孩子三岁以下，呼为纯阳，元气

未散。故有小儿纯阳之说。"《颅囟经》所述小儿纯阳是在论述小儿脉法不同于成人时提及的，指的是三岁以下的婴幼儿。这一时期正是生长发育最旺盛的阶段，小儿禀受母体的胎元之气，未经情欲克伐，真元未耗，未曾破身耳，故称为"纯阳"。由此可知，小儿"纯阳"原本为真元未耗，生长力旺盛之意。后经历代医家不断发挥，其内涵逐渐完善。对小儿"纯阳"之说，历代都有提出异议者，但均不足以否定"纯阳"之说。"纯阳"一词源于道家，原词含有得道成仙，有阳无阴之意，这和中医学中小儿"纯阳"的含义迥然不同，故不能简单地以字论义，把"纯阳"视为有阳无阴的"独阳""孤阳"，或阳亢阴衰的"盛阳"等。小儿"纯阳"之说有其独特之处，能更深刻形象地反映出小儿体质特点的旺盛、有利的一个方面。那么小儿"纯阳"都有哪些内涵呢？主要有以下三个方面：①指出小儿生机旺盛，发育迅速的生理特点：小儿时期生长发育十分迅速，尤其是3岁以前阶段表现更为突出，无论从体重、身高等形体的改变，还是从各脏腑功能活动的日趋完善，都表出蒸蒸日上、欣欣向荣的气象，好比旭日之初升，草木之方萌。对这种推动小儿体格、功能日趋成熟完善的旺盛动力，盖以"纯阳"。②指出小儿阳常有余，阴常不足的生理特点：小儿时期，阳气旺盛，生长发育十分迅速，在整个发育过程中，对水谷精微的需求就特别迫切。而小儿时期由于各脏腑功能尚未完全成熟，尤其是脾胃消化功能较差，对于水谷的受纳腐熟、运化吸收力弱，水谷精微化生有限，故常常相对地显示出阴（营养物质）的不足。为了适应和满足生长发育的生理需要，就必须不断给予调整补充。同时正是由于小儿这一生理特点，所以小儿无论是外感六淫，或内伤乳食，邪正相争，阳盛则热，易于化热化火，临床疾病热证较多。③指出小儿代谢旺盛，再生力强的生理特点：小儿时期各个脏腑均处于不断成熟完善的状态，生机蓬勃，活力充沛，脏气清灵，反应灵敏，新陈代谢旺盛，组织再生修复能力强，所以患病后，只要能得到及时正确的治疗和周到的护理喂养，病情恢复还是比较快的，即使是一些危重证候，经过积极抢救，其恢复也较成人为快。对这种旺盛灵变的再生能力，亦呼为"纯阳"。

综上所述"稚阴稚阳"之说反映出小儿在生长发育过程中脏腑机能、形体及内在物质均显得不足的生理特点，体现了小儿机体尚未成熟的一面。对于认识理解小儿的病理特点以及指导临床治疗工作有积极意义，但不能充分体现小儿生长发育迅速，代谢旺盛，修复力强的特点。"纯阳"之说，反映出小儿时期生机旺盛，发育迅速，脏气清灵的生理特点，体现了小儿机体蒸蒸日上，旺盛活泼的一面，但不能充分体现小儿机体娇弱，柔嫩不足的特点。

所以说，"稚阴稚阳"和"纯阳"两种观点是针对小儿的体质特点，从不同角度提出的，说明了小儿生长发育、生理特点上旺盛有利和脆弱不足的两个方面，一个指出小儿机体柔弱，阴阳二气和成人相比较，都显得幼稚不足，另一个指出了小儿在生长发育过程中，生机旺盛，发育较快，对营养物质的需求较成人相对为高，阴液相对不足。他们各有所指，偏弃任何一方都不能深刻形象地表达出小儿的体质特点，只有二者结合起来，方为全面。

## 六、重视胎养胎教和护胎

史纪教授认为小儿的健康发育和疾病防治其实从胎儿时期就应该给予重视，胎儿期是小儿生长发育的初始阶段，此阶段的发育正常与否对小儿出生后各阶段的成长都有着重要的影响。古代医家早就认识和重视这个阶段的各种内外因素对胎儿的影响，《黄帝内经》中就已经有"胎病"的论述。后来孙思邈提出"妊娠二月，男女勿劳""妊娠四月……当静形体，和心志""妊娠五月…深其居处，厚其衣裳，朝吸天光，以避寒光""妊娠六月……身欲微劳，无得静处""妊娠七月……劳身摇肢，无使定止，动作屈伸，以运血气"，到了妊娠九月，则应"饮醴，食甘，缓带自持而待之"。

史纪教授很是赞同古代医家胎养胎教方面的见解和观点，并在临床上予以重视。虽然围生期医学不在儿科专业范围内，但史纪教授经常向患儿家长宣传讲解这些方面的知识和防护方法，提高他们的认识。如乳牙出牙晚，牙质差，易出现龋齿，他认为与胎儿期孕母的营养不足，妊娠反应大，或饮食品种单一都有关联。小婴儿时期即出现肋骨外翻，夜间哭闹，头发枯黄、少泽，也认为与孕期孕母缺钙有直接关系。所以史纪教授认为小儿的健康发育从受孕后的妊娠期就要开始关注。同时他也很强调妊娠期间对孕母精神行为的调养，要注意"调心神、和情志、节嗜欲、庶事清净"，古代把孕母的精神行为影响胎儿发育的现象归纳为"外向而内感"。

史纪教授认为所谓内感其实是一种信息的内传作用，胎儿在母体内的发育阶段能够接受母体神经反射传递而来的信息影响。现代研究发现，胎儿脑细胞的功能能接受母体神经信息的调节和训练。5～8周的胎儿就已具备各种生理反射功能，能对听觉、触觉、情感做出反应，强烈的情绪波动及噪音，可造成胎儿的躁动不安。

史纪教授在强调孕期情绪精神调养的同时，也很强调对孕母饮食起居的调养和孕母用药宜忌的调养，认为这些都是优生学的重要内容。妊娠期间一定要注意节制饮食，慎防风寒，避邪毒，调营养，生活要规律，多晒太阳，听音乐，散步等。多做户外活动、劳逸适度、调和气血。若调护不周，感染了疾病，像风疹、流感等常易造成胎儿的畸形以及先天性疾患，严重危害下一代的健康。妊娠期间在用药方面更是要特别慎重，如孕妇投药不慎"能令儿破形母损"，所以应防护调节为主，尽量不吃或少吃药。实在需要服药时应"审度病势之轻重，药性之上下，处以中庸，不必多品"。并且要"视其病势已衰，药宜便止"，千万不要草率。胎儿期的养护对小儿一生中的正常发育有着十分重要的作用，因此他在治疗疾病过程中非常重视这一点。

## 七、治惊重祛热

急惊风是小儿时期较为常见的急症、危症，往往发病骤然，变化迅速，症情凶险，危害性大，若救治不及时，常常威胁小儿生命。所以，历代医家都非常重视对小儿急惊风的辨别和处理。史纪教授认为：急惊风的发生所涉及病因及病证较多，急性发作大多为感染性，包括细菌、病毒及疫疠之气，可以出现在许多疾病中，特别是在疾病的急进期中出现，如外感性疾病以及各类传染病的病程中。

引起小儿急惊风的原因是多方面的，归纳起来不外乎外感时邪、痰热积滞、暴受惊恐等三大方面。其病理机制虽然比较复杂，然终不离热、痰、惊、风的变化。

热痰惊风是整个病机变化的核心，它们互为因果，相互关联，在急惊风的起病、转归、预后等方面起着主导作用。小儿脏腑娇嫩，卫外不固，加之防护不周，常易受外邪侵袭而发病，尤其是冬春之风邪，夏秋之暑邪，以及疫疠之邪。暑邪疫邪均为阳热之邪，化火最速，传变也最快，热毒由表入里，由卫气内迫营血，直中厥阴，生风生惊。

小儿脾常不足，易受各种因素的影响，致脾虚失运，生湿生痰，壅塞蕴郁，郁久化火，痰火湿浊蒙蔽清窍，引动肝风而惊。

小儿神气怯弱，元气未充，神经系统发育不完善，不能耐受意外的刺激，一旦骤然遇到跌仆惊恐，惊者伤神，恐则伤志，神志不宁。惊则气乱，引动伏痰，痰涎上壅，蒙蔽清窍而致惊。

以上情况中，尤以火热毒邪引起惊风者症状最重，骤然发病，抽搐剧烈。而后两种情况则相对热势较缓，抽搐程度上也较热毒而发者要轻。

史纪教授认为，惊风发生在病机急剧转归的过程中，热、痰、惊、风四者是病理演变的表现，也是致病因素和病机转归相互影响的结果。四者既是病因又属病机，也是症状，互为因果,相互包含。虽然各有侧重,但在发病过程中常常四证并见,不宜截然分开。热极生风,出现手足抽搐,牙关紧闭,角弓反张,两目窜视或直视的风证。热邪又能烁伤津液,炼液为痰,使痰涎壅盛,喉中痰鸣。同时痰郁化热化火,火热至极,又可引动肝风。史纪教授指出,急惊风发生时,虽然四证并现,但是以惊、风二证表现最为突出。惊证、风证的轻重程度又受热、痰二者消长的影响,其中,尤以"热"为主导。他认为风是热的进一步发展,由热引起,即"热极生风"。痰是热的病理产物,由热烁炼津液而成,故言热能生痰;邪热炽盛,扰乱神明,又能生惊,故"热"的消长盛衰对疾病的发生发展和预后至关重要。在热、痰、惊、风四者中,热是起主导作用的,因此,史纪教授提出对急惊风的治疗应在清热、豁痰、镇惊、息风四大主要法则的基础上,尤以清热为先,并明确提出"治惊先治热,热去风自灭"的观点。所以在临床上对既往有发热抽搐以及病情、热势较重的孩子应该非常注重对发热的控制,只要能把握住患者体温的变化,不至于过高,基本上都能控制和预防急惊风的发生。

因此,在清热、豁痰、镇惊、息风四大法则中,史教授是以清热法则为先,自始至终都注重控制住热势的发展和变化,以把握治疗惊风的主动权。在用药上常常选用生石膏、知母、羚羊角、水牛角、栀子、丹皮等药物。

# 第二章

## 学术精华

# 第一节　注重用活血化瘀法在肺炎中的应用

　　史纪教授认为小儿时期脏腑娇嫩，各种功能不完善，脾常虚，肺常不足。发生疾病之后，气血运化代谢功能紊乱，往往出现不同范围、不同程度的气滞血瘀现象（血气饱和度失调、弥漫性血管内凝血、抗血管炎性病变……肺淤血、痰栓阻塞……），轻者可累及一个脏器，重者可累及多个脏器。此类情况的出现亦和小儿的生理特点有关。

　　以呼吸系统疾病为例，小儿时期气管发育不足，气道短，管腔狭窄，缺乏弹力组织，黏膜血管丰富，肺泡数量较少，间质结构发育旺盛，纤毛运动差等。这种状态决定了小儿呼吸系统疾病中容易出现呼吸急迫、闷憋、紫绀、末端循环差等气滞血瘀现象。因此，在治疗肺炎、哮喘、毛细支气管炎、慢性咳嗽等疾病时，常加用红花、丹参、化橘红、当归等活血化瘀通络之药。另外，现在临床上使用的中药针剂血必净注射液亦是基于该理念。西医学研究表明佐用活血化瘀通络中药具有改善呼吸道疾病患儿的临床症状、体征，还可以改善肺部循环，促进炎症的吸收，对提高患儿免疫功能尚有一定疗效。

　　史纪教授认为小儿肺系疾病存在着不同程度的血滞血瘀

现象，以肺炎为例，肺脏是微血管系统最丰富的器官，微血管的面积相当于肺泡面积的 90%，易于充血，气道容易被黏液所阻塞等。这些特点使得肺炎病变过程中易发生微循环障碍而出现血瘀的征象。所以无论是从呼吸系统、肺部的解剖生理特点，还是从组织结构的代谢功能改变上，均可反映血瘀证存在的客观性和必然性。

小儿肺炎病位虽然在肺，但常常累及心、肝、脾等脏腑。痰热壅阻是其主要的病理因素，肺气郁闭是其主要的病理机制。痰、湿、热、瘀是肺炎的主要病理产物。热毒、痰壅、气闭、湿阻、血瘀是其主要的病理特点，而热毒、痰壅、气闭、湿阻均可导致血瘀证出现。肺炎病理机制决定了小儿肺炎的整个发病过程中，都会存在轻重不等的血行滞涩和瘀阻现象。

活血化瘀法在肺炎早期、重症，或肺炎恢复期、迁延期均可应用。临床应用活血化瘀法则应遵循气行血行的理论指导，以行气为先导，理气、活血相辅相成；或以理气为主，活血为辅；或以活血为主，理气为辅；或二者兼顾，视病情而定。

初期应用可减缓喘憋气闷、顽痰胶固，有利于炎症的控制和吸收，临证常佐以丹参、当归、赤芍、川芎等活血之品，配合清热解毒、宣肺化痰之剂。中期应用可增强血运能力，防止和改善血脉瘀滞，防止和减缓变证的出现。常选用桃仁、红花、虎杖、地龙、莪术、水蛭等中药，配合清热解毒、涤痰定喘、宽胸理气之品。恢复期、迁延期应用可促进机体对炎症的进一步吸收，促进啰音消散，可选用丹参、郁金、赤芍、穿山甲等药物，配合益气健脾养阴之品。

常用活血化瘀方剂：血府逐瘀汤、桃红四物汤、千金苇茎汤；常用中药针剂：丹参注射液、血必净注射液；其他理气药如全瓜蒌、广藿香、青皮、陈皮、枳壳、柴胡、佛手等。该治法同样适用于食积、便秘、肾炎、肾病、心肌炎、淋巴结炎等疾病。

史纪教授提出：初病在气，久病必瘀，入血入络。不论哪种疾病，病到一定程度，或病到一定时期都可造成人体气血循环运行的紊乱失调，直至脉络瘀阻不通、阴阳失调。所以久咳用活血药、喘息要用、便秘要用、疳积也要用，如莪术、丹参、红花。正如清·唐容川言"一切不治之症，总由不善祛瘀之故"，清·周学海有"久病必治络"之说。

# 第二节　重视热证处理

小儿乃纯阳之体，"阳常有余、阴常不足"（《格致余论》）、"稚阳未充、稚阴未长者也"（《温病条辨》），患病后易从阳化热、化热化火，所以小儿疾病以热证居多，诚如《颅囟经》所说："凡孩子三岁以下，呼为纯阳，所患热病居多。"尤其是急性病或疾病的早期阶段，纵感风寒，大多为时短暂，迅速入里化热，因"六气皆从火化"之故，故小儿病机转化快，往往可以很快出现热象，尤其肺系疾病中最为常见，又因小儿五脏六腑，成而未全，全而未壮，脏腑娇嫩，脾常不足，感邪之后，肺失宣降，气不化津，津凝为痰，痰湿蕴结，化热化火，内伏于里，待时而发，故临证辨治肺系病证过程中重视热证处理尤为重要。

临证时不能完全拘泥于寒邪这一外因，要着眼于疾病转化。就呼吸系统疾病而言，寒热辨证时以咽红、舌红为依据，特别是咽红，无论是否具备恶寒怕冷、面白等风寒证，只要有咽红、舌红等症，均可视为热证存在。即使有寒象，如鼻塞、流清涕，怕冷，指纹红、脉浮紧等，也是外寒内热证（寒包火）。单纯的表寒证，往往出现在发病前的两三个小时，待病人就诊时病机已经转化为热证。诸多疾病临床均以热象为突出证候特点，如食积发热、外感发热、体虚发热等。因此，临床处理"热毒"是儿科疾病中常用且重要的一种治疗方法。

临证常用方药，如柴胡、葛根、水牛角、黄芩、鱼腥草、大青叶、板蓝根等中药，银翘散、桑菊饮、普济消毒饮、白虎汤、柴葛解肌汤、清瘟败毒饮、麻杏石甘汤等方剂，或解毒颗粒、达原颗粒、清肺颗粒、退热合剂、鱼花糖浆等院内制剂。

# 第三节　注重下法应用

史纪教授临证注重下法应用，因下法可通便泻火、峻下逐水、消积祛浊、解热护阴、开气止痛。

下法是中医治法八法之一,初见于《素问·阴阳应象大论》,其曰:"其下者,引而竭之;中满者,泻之于内。其实者,散而泻之。"后逐渐确立其为治法。张从正立汗、吐、下三法为治病之本,又将下法发扬光大。下法又称泻下法、通下法、攻下法,是用泻火通便、峻下逐水祛除体内实邪的方法。

下法可以荡涤肠胃宿积、通腑逐瘀、和胃调脾、行气止痛、通达胃肠;下法还可以清热祛湿、泻火解毒、护津存阴;下法亦可以推陈致新、祛陈腐、消癥瘕、昌荣卫,以通为补,寓补于攻,故下法应用十分广泛。内至脏腑,外至肌肤,上至心肺,下至肝肾,不论邪在气分还是血分,为无形热邪还是有形之瘀积,下法都可应用。

西医学研究也充分证实,下法可以调整胃肠功能,增强肠道蠕动力,促进消化道内容物及毒素的排泄,使肠道保持通畅,还能增强肠道毛细血管血流量,促进和改善局部微循环,帮助炎症的吸收,并能调节肠壁毛细血管通透性,调整水电解质平衡。另外下法中的常用药物大多具有抗菌消炎作用,多能起到消炎、解热、利胆、解痉、止痛等疗效。

临床常常选用番泻叶、大黄、枳实等中药,或承气汤、大黄附子汤、麻子仁丸、凉膈散等方剂,亦或清导颗粒(大黄、牵牛子)等院内制剂,史纪教授常用院内制剂退热合剂保留灌肠治疗外感发热、食积、便秘等病证。史纪教授临床灵活应用下法,不但对肺系病证应用,对食积、厌食、泄泻、食滞发热等脾系病证亦广泛使用。

　　下法临床应用相当广泛，如上呼吸道感染、黄疸型肝炎、中毒性痢疾、流行性乙型脑炎、流行性腮腺炎、肺脓肿、积滞、疳证、腹泻、肾功能衰竭、尿毒症、急性肠梗阻、阑尾炎、肠道蛔虫症等，此类疾病应用下法均可取得满意疗效。

　　临床应用下法必须适度，因人而异，因证而异，不可滥用。小儿为稚阴稚阳之体，机体较弱，不耐攻伐。同时小儿脏气清灵，对药物反应十分敏锐，而每个患儿禀赋素质又不尽相同，因此在使用下法时，要准确辨证，抓住"实热""瘀滞""宿积""痰饮"等关键证候，视其轻重缓急，或轻下，或猛攻，酌情使用；应用下法，不论其正盛邪实或虚中夹实，均须中病则止，不必尽剂，以防伤伐正气。对于体弱羸瘦者，只要有可下之证，亦可使用，但应缓缓而下，不可操之过急。使用下法成败关键在剂量，大剂量可峻下、泻火、解毒、护阴，气盛体壮邪实病急者可用。中剂量能通便、清热、消积、开胃，一般患者多可采用。小剂量可和胃、助脾、化湿、止泻，年幼体弱病缓者较宜。钱乙提出"小儿之脏腑柔弱，不可痛击，大下必亡津液而成疳。凡有可下，量大小虚实而下之"，当引以为戒。

# 第四节　史纪教授临床常用中药经验

## 一、常用中药

### 1. 五倍子

五倍子：酸、寒，归肺经。酸可敛阴，寒可泻火，收敛附着作用强，可使药物较长时间附着创面，起到防腐、敛疮功效，常用于小儿口腔疾病，如疱疹性口腔炎、咽峡炎、溃疡性口腔炎、鹅口疮等疾病。

方法：每次小量口服或含在口中几分钟，每日多次。五倍子疗效虽好，但其味道很涩，不宜量大，一般每剂 1～2g 即可，否则患儿很难接受。

### 2. 水牛角

水牛角：苦，寒。入心、肝二经。具有清热解毒、凉血止血、定惊安神之功效。主要用于温病高热、神昏谵语、发斑发疹、吐血衄血、惊风、癫狂等病证。本品即可入气分，又可入血分，善清心肝肺胃之火，有清气泻火、凉血解毒之功，又为治血热毒盛之要药。既可用于气分热盛不退，也可用于热盛而迫血妄行之皮下血斑等多种出血类病症。水牛角是犀角、羚羊角的替代品，其药力不及羚羊角，更不及犀角，三者相比，水牛角主清卫分、气分之热邪，羚羊角主清营分之邪热，主治发热惊厥，犀角主清营血之邪热炽盛，可适用于高热惊厥，神昏谵语，但在犀角禁用，羚羊角价格昂贵的情况下，可选水牛角而用之。史纪教授常用水牛角配伍柴胡、葛根、黄芩、连翘、栀子、芦根等治疗上呼吸道感染、急性咽喉炎、化脓性扁桃体炎等发热性疾病，对支气管炎、肺炎早期发热，疗效也很好。

用法：一般用量每日每剂 15g。温热病热入血分，症见高热神昏谵语、惊风抽搐者，可用生纯水牛角粉煮水 10～15 分钟后冲化，配伍生石膏、玄参、栀子、知母、丹皮、钩藤、地龙等药；血热妄行，斑疹吐衄者，可配伍生地黄、牡丹皮、赤芍、栀子、白茅根等药；痈肿疮疡、咽喉肿痛者，配牛蒡子、黄芩、连翘等药。

### 3. 葶苈子

葶苈子一味入肺经，为祛邪实药，甄权谓之能"疗肺壅之气，除胸中痰涎"，《神农本草经》曰"破坚逐邪、通利水道"。临床上用于治疗咳喘肺满、胸胁积水较多。余曾随先师受人之邀，诊治一肺痈，师重投葶苈，效如桴鼓。余思其理，葶苈子辛能散，能消浊，苦能降，能祛毒，寒能清，能泻火，辛寒以散肺中之浊热，苦寒以泻肺中之秽湿，泻肺理肠，清膈逐瘀，利气涤痰，临证验之，颇效，不失为治疗肺痈满实之良药。在用量上，虽未见到不良反应，但以 15g 以下为妥，以免伤其娇脏。在儿科临床工作中选用葶苈子治疗小儿肺痈19例，疗效甚佳。治疗方法：以葶苈子为主药，用量一般为4～6g，视患儿病情轻重及年龄大小，可酌情增减，如遇高热持续者，可加羚羊角粉、连翘以解毒清热，痰证黏稠者加冬瓜仁、海蛤粉、苇茎以清肺化痰，痰壅气满者，加青陈皮、全瓜蒌以宽胸理气，大便不调者，加大黄以涤浊通腑。每日1剂，水煎分两次温服。病情笃重者，可每日2剂，6～8小时温服一次。

病例一：宋某，男，9岁，患儿间断性低热已有月余，于半月前住入市某院儿科，检查诊为"中毒性肺炎合并脓胸"，曾用抗生素等药治疗，效果不满意，邀中医会诊，诊查患儿形体消瘦，面色浊滞，额汗浒浒，胸闷喘满，咳声深浊，咳痰黄稠，时时低热，舌质红，苔黄腻，指纹紫滞达命关，脉弦微数，遂投葶苈子10g，冬瓜子15g，苇茎12g，白芥子6g，生薏苡仁15g，海蛤壳10g，蒲公英10g，生大黄4g。三剂，每日1剂，水煎分两次温服。上药服完后，自觉胸中舒畅，神情好转，痰证减少且较稀，咳嗽减轻，大便日行2次，解下深棕色稠便，量不多，气味秽臭，低热消退。上方加鸡内金6g，继服3剂。3天后诸痰消失，家长告知出院回家调养。

病例二：张某，男，6岁，因患肺脓病住入市某院儿科，诊患儿阵阵咳嗽，咳出白黏稠痰带有血丝，口中气秽浊臭，体温38.8℃，口不渴。脉弦苔腻，投以葶苈子6g，冬瓜子10g，瓜蒌仁6g，白芥子4g，蒲公英6g，桔梗6g，苇茎8g，青皮6g，水煎3剂后症状明显减轻，继服3剂，病愈。

### 4.炙罂粟壳

炙罂粟壳：罂粟壳即罂粟的干燥成熟外壳，性寒凉，入肺、大肠、肾三经。罂粟壳中含有吗啡、可待因、罂粟碱等多种碱性成分。有敛肺止咳、涩肠止痛的作用。罂粟壳有生用和炙用两种，儿科临床均为炙用，常常用于久咳久泻、痢疾、脱肛等病的治疗。对于罂粟壳的药用早在明代《本草纲目》中就已经有了明确的记载"止泻痢、固脱肛、治遗精、久嗽、敛肺涩、止心腹筋骨诸疼"。临床上常用于治疗慢性咳嗽的九仙散中就有罂粟壳。

史纪教授在治疗小儿乳糖不耐受所致的慢性腹泻中常常使用罂粟壳制剂。同时配伍黄连、黄芩、乌梅等药。史纪教授认为罂粟壳虽然有一定的毒性，但是其药效功能也较强，就像西药中的度冷丁，有利也有弊，我们只要掌握好适应证和禁忌证，就能很好地发挥其治病除疾的作用。罂粟壳的主要毒副作用可引起兴奋、震颤、抖动，重者可造成呼吸衰竭、肾脏损害等。史纪教授认为只要使用得当，这些副作用是可以避免的。由于小儿脏腑娇嫩，对药物的反应敏感，因此他主张小剂量使用，不宜多服、久服。每岁 0.3～0.6g/d，疗程 7～10 日内较为安全。如治疗小儿乳糖不耐受所致的腹泻中就使用医院制剂梅粟颗粒，大多 3～6 天腹泻即愈。梅粟颗粒中炙罂粟壳的含量仅占 1/4～1/3。史纪教授常把他用于治疗久咳不愈、久泻不止、单纯性消化不良、肠道感染、痢疾、秋泻、过敏性腹泻、过敏性咳嗽、慢性支气管炎等病。使用中仅见极少数患儿出现兴奋，夜眠入睡慢等情况，所以说还是能够放心使用的。

病例：王某，男，7个月，以腹泻月余为主诉就诊。患儿出生时健康，母乳喂养，5个多月后出现大便稀溏，后逐渐加重，呈稀水样便，日行5～7次，精神饮食尚可，不发烧，尿量一般。多次粪检，偶有隐血，近两个月来体重未增加，余（－）。史纪教授按乳糖不耐受腹泻给予院内颗粒剂治疗。

健脾止泻颗粒3g，苍苓颗粒6g，梅粟颗粒1g，六一颗粒3g，两剂。一剂药混匀分为九包，每次1包，1日3次，冲服。另以暖脐贴贴腹部（神阙穴），1天1贴，贴两小时后去掉。

二诊：患儿一切正常，仅服药3天大便即呈稠糊状，1日1～2次，继服3天后大便呈软条状，1日1次，饮乳好，病愈。嘱其停药加强护理，合理喂养，及时添加辅食，乳母少吃油腻辛辣食物。

### 5. 院内制剂应用经验

（1）消积健脾颗粒

药物组成：鸡内金、炒麦芽、炒神曲、焦山楂、陈皮、炒扁豆。该药是临床最常用药物，也最具代表性，使用广泛。

功能：健脾开胃、宽胸理气、消食化积、和中止泻。

广泛应用于各种原因引起的小儿消化不良、食积、停食、厌食、食欲不振等病证，凡有面黄肌瘦，肚腹胀满，精神萎困，口臭流涎，手足心热，营养不良，大便不调等证候特点，皆可用之。外感发热及各种咳喘疾病中也常常配合使用，以调理疏通中州之气，提高原发病临床疗效。消积健脾颗粒可以疏理中焦、通达四末，且少有禁忌，可以和诸多药物配伍，无论何种疾病，只要舌苔厚腻、口中异味、腹胀纳呆、大便不调者，皆可选用，尤其是1岁左右小儿疗效更好。

（2）玉屏固表颗粒

药物组成：黄芪、炒白术、防风、煅牡蛎、陈皮。该药是根据古典经方改进工艺而制，有益气固表敛汗，调整提升机体免疫功能的作用。

史纪教授认为玉屏固表颗粒的核心作用是调整提高人体的免疫功能，在免疫功能低下时，可以增强提高免疫力，提高抗病邪的能力，使患儿的精、气、神明显改善。在免疫功能紊乱时，可以调整和抑制免疫功能，改善患儿对病邪的应激反应。临证凡见肺脾气虚或虚中夹滞的病机和证候，尤其是肺气虚弱及一些疾病的恢复期、反复发作的慢性病者皆可适用。临床上，玉屏固表颗粒不仅可用于小儿汗证、过敏性疾病、营养性疾病，而且在过敏性鼻炎、上气道综合征、咳嗽变异性哮喘（缓解期、迁延期）、反复上呼吸道感染、荨麻疹、过敏性紫癜、小儿功能性发热、小儿生长发育迟缓等疾病的治疗中，亦能起到十分重要的作用。本品安全、无任何毒副反应，仅有少数患儿出现大便偏干的情况。

## 二、常用对药及组药

对药，又称药对，是指性味功能相近或相同的中药，在治疗某种疾病中协同并列使用，以明显增强其作用力，提高其疗效，并减少其副反应的用药方式方法。一般药对均为两种药物并用。中医临床治疗中，采用药对的方法很多，如金银花、连翘；荆芥、防风；龙骨、牡蛎等数百余种模式。这种方法主要是根据医者临床治病选药的实践经验总结出来的。所以其临床指导意义较大。史纪教授在临床中用有一些药物以组对的方式使用，使得疗效起到事半功倍的效果。现举例如下。

## 1. 柴胡与葛根组对应用

柴胡：苦，平、微寒，入心包络、肝、胆三经，疏风散邪，和解退热，疏肝解郁，升举阳气。柴胡功能很广泛，不仅有解表退热作用，还有升散开郁，和解表里之功，可以宣发半表半里之邪，疏解肝胆气郁、邪热，宽胸理气，调经止痛。李时珍曰："治阳气下陷。"李东垣曰："凡诸疟以柴胡为君。"《神农本草经》曰："去心腹肠胃中结气，饮食积聚，寒热邪气，推陈致新。"现代研究，柴胡具有镇静、安定、镇痛、抗炎、解热镇咳等作用，以及抗肝损伤、利胆、降低转氨酶、抗脂肪肝等作用，同时还有一定的抗肿瘤、增强免疫力的能力。

葛根：辛、甘，平，入肺、脾、胃三经。升阳发表，解肌透疹，疏风退热，生津止渴，升阳止泻。一般多用于热性病的初中期，诸如各类感冒、湿热痢、泄泻、麻疹、风疹、猩红热等发疹性热病。汪昂曰："生津止渴，开腠发汗，解肌退热，脾胃虚弱泄泻，伤寒中风，阳明头痛，肠风痘疹。"葛根性平和，对表证发热，无论风寒、风热均宜。另外对于项背强痛，不管是风寒、风热，或者其他原因引起者，也都能使用，所以葛根为治项背强痛的要药。临床上葛根的配伍很多，如桂枝加葛根汤、葛根芩连汤、升麻葛根汤等。柴胡与葛根同为解表升阳之品，但柴胡性升散，退热力较强，为表证发热以及寒热往来发热的要药，葛根长于解肌退热，为肌酸肌痛、头项强痛的要药。二者配伍，解肌退热能力更强，颈背酸楚疼痛消解更快，如柴葛解肌汤。

柴胡与葛根一般常用于小儿发热性疾病中，柴胡与葛根同为解表升阳之品，但柴胡性升散，退热力较强，为表证发热以及寒热往来发热的要药，葛根长于解肌退热，为肌酸肌痛、头项强痛的要药。二者配伍组合成药对，解肌退热能力更强，颈背酸楚疼痛消解更快。柴胡、葛根药对在临床治疗各种热证时经常使用。

### 2. 葶苈子与苏子组对应用

葶苈子：性辛、苦，大寒。入肺、膀胱二经。泻肺行水，祛痰定喘。辛寒散无形之热，苦寒泻有形之水，所以葶苈子上能泻肺经之水湿，下能泻膀胱之水湿，可以泻肺水痰浊，平肺气壅实气喘。临床常用于治疗胸膜炎、胸腔积液、肺水肿等病。生葶苈子降泻肺气作用较强，长于利水消肿，宜于实证，可用于肺水肿、胸水及全身水肿；炒葶苈子较生品缓和，可用于实中夹虚的患者，临床常用于咳嗽气逆，痉咳不休，痰喘气满者。

苏子：为紫苏的种子。性辛、温，入肺经。止咳平喘，下气消痰、润肠通便。常用于咳逆痰喘，胸满气逆。"行者为津，停者为饮，故化痰不外令津液行"。苏子辛温以散肺寒，肺寒除肺气则宣，喘咳痰壅自消。所以苏子为下气消痰，止咳平喘要药。临床上生苏子用于肠燥便秘，炒苏子辛散之力减弱，主要用于咳喘等症。

炒葶苈子泻肺之力减弱，炒苏子辛散能力也下降，但二者仍保存有止咳平喘作用，相互配伍后则泻肺气泻喘满作用增强，又不至于过伤肺气，比较适合于小儿。多用于顽固性咳嗽、肺满肺实、痰涎黏稠、气促不安等。以其取代三子养亲汤（苏子、白芥子、莱菔子）。白芥子易刺激胃黏膜，致干呕、胃部不适。莱菔子气窜，有些孩子不易接受。而葶苈子、苏子组成药对合用，既不伤胃，又不伤肺，相对安全性更好，又不减低降气止咳、平喘化痰的功效。

### 3. 瓜蒌仁、大黄、红花（简称：蒌黄花）

史纪教授在治疗小儿肺炎时，常将瓜蒌仁、大黄、红花三药组队，临床应用得当，能获良效。

瓜蒌仁系甘寒之味，入肺、胃、大肠三经，有润肺下气、涤痰止咳、润肠通便之功。《宣明论方》独取瓜蒌仁一味，治疗小儿痰喘。《济生方》则以瓜蒌仁与半夏相伍，疗肺热痰咳，足见瓜蒌仁之妙。瓜蒌仁性寒可清热，质重可下气，能润能行，能清能下。润则润肺滑利，行则利气逐邪，清则清泻肺热，下则下气止咳，走肠通腑，能促使肺经的湿热痰涎外排，使湿浊走于大肠。故治疗肺炎喘嗽时，凡有热痰留肺者，皆可取瓜蒌仁以涤痰下气，止咳平喘。

大黄苦寒走大肠，性本降泻，善于下达，有泻火凉血、逐瘀通经、涤肠透腑之功，虽非肺经之药，但肺与大肠相表里，腑气闭实，则肺郁不开，腑气顺通，则肺可宣肃。然小儿肺炎喘嗽，多见燥粪内结，腑实不通，或通而不畅，下而不利，或大便不调，便下秽浊，此证正为大黄所主之候。投之，可攻坚导滞、通便泻浊、泻火解毒、通腑开肺。正所谓"热淫所胜，以苦泻之""病在上，取之下"之意，其量以大便调顺为度。

红花辛甘微温而气香。辛香散行，甘温和畅，入心、肝二经而走血分。可行一身之血脉，散留滞之秽邪瘀浊，又能随不同主证而辅佐使专注于不同的脏腑经络，产生不同的功效。若佐于清肺化痰之剂，则可散肺经瘀滞，化湿浊痰涎。若佐于破积导滞之剂，则可行下焦之积滞秽结。在肺炎喘嗽的治方中配以适量红花，则有利于肺气的宣发肃降，湿浊痰涎的疏化消散，可助肺强心，以避肺气郁闭，心阳虚衰之害。

瓜蒌仁、大黄、红花三者，一味入肺，润肺涤痰，下气止咳，一味走大肠，通便泄浊，通腑开肺，一味归心，活血通经，促秽浊之疏泄。三者相伍，清上以走下，通下以启上，流行畅利，使邪热痰涎邪有出路，腑通气调又可护肺，邪去而正不伤，为治疗小儿肺炎喘嗽之要药。因此，凡临证所见小儿肺炎喘嗽、痰盛气壅、胸高鼻扇、啰音布肺、咳急喘憋、口唇发绀、腹胀纳少、大便不调、纹紫苔腻等风热痰邪闭肺之实证，皆可加用蒌仁、大黄、红花以促使痰涎疏化，肺部啰音吸收消散以减少和避免合并心衰的发生，使病愈更快。

### 4. 夜交藤与合欢皮组对应用

夜交藤，又名首乌藤，甘、平，入心、肝二经。养心和肝，安神催眠，祛风通络。临床主要用于虚烦不寐、惊悸、心神不宁、头晕目眩、多梦等症。如单用本品内服或外洗皮肤痒疹及疮毒，有解表活血的功效。《本草正义》曰："治夜少安寐。"《本草纲目》曰："风疹疥癣作痒，煎汤洗浴，甚效。"

合欢皮，又名合欢、芙蓉树皮，甘、平。入心、脾、肺三经。解郁安神，活血消肿。临床用于治疗心神不宁、忿怒忧郁、烦躁失眠、跌打损伤、疗疮痈肿、肺痈。合欢树（豆科落叶乔木）以其花和树皮入药。合欢花能够安神解郁，合欢皮活血、消痈肿、止痛，尤其适用于肺痈、骨折。合欢皮及花其实都具有安神解郁作用，多用于胸中郁闷，精神不安，情绪低下，健忘失眠等症。《神农本草经》曰："主安五脏，和心志，令人欢乐无忧。"《本草纲目》曰："活血、消肿、止痛。"孕妇慎用。

二者功能相近，夜交藤甘平养阴，调和心肝。合欢皮舒血解郁，合用时，养心安神力更强。二者配伍并用治疗心神怫郁、喜悲易哭、彻夜不眠。

### 5. 灵脂与乌药组对应用

灵脂，又名五灵脂、溏灵脂（春采）、散灵脂（秋采）。苦、咸、甘、辛，温。入肝经，通利血脉，散瘀止痛。本品辛甘气温、善于通利，凡血瘀闭阻，气机不利而引起心腹诸痛、胃脘痛、痛经，特别是寒凝中脘者，均将灵脂作为要药。《开宝本草》曰："心腹冷痛，小儿五疳。"十九畏："人参最怕五灵脂。"一般不宜同用。

乌药，辛、温，入脾、胃、肝、肾四经，行气止痛，消食除胀。本品辛散温通，入脾而宽中，能行气散寒止痛。可行上下之气，上至脾胃，下达肝肾。乌药对胃肠道平滑肌有兴奋和抑制的双向调节作用，能促进消化腺的分泌。临床使用时，如与理气药香附配伍可治胸腺胀痛，与高良姜、茴香配伍，可治寒疝痛证。禁忌：血虚内热者忌用，气虚者慎用。

五灵脂和乌药均有温中止痛作用。灵脂偏于活瘀，乌药偏于行气。当患儿胃寒疼痛时，寒凝气滞常伴有不同程度血行滞缓，血行不利或血脉呆滞。故二者同服，既能活血散瘀，又能行气宽中，既不伤正气，又能温和开行，达到解痉止痛的功效。相比蒲黄（易腹泻）、高良姜（偏热）要更安全，更适合小儿使用。

### 6. 荜茇与荜澄茄组对应用

荜茇，辛、热，入胃、大肠二经。温中散寒，下气止痛，有温胃、止吐、止痛、温中下气、除胃冷气凝的作用。本品对于胃寒呕吐及胃寒腹痛、呃逆、泄泻有良效，亦可单用，也常与其他温胃药如高良姜，健胃药合用以增强疗效。荜茇含有胡椒碱、四氢胡椒酸、挥发油等，气味类胡椒，温散力强。

荜澄茄，辛、苦，温，入脾、胃、肾、膀胱四经，温胃降逆，散寒止痛，辛苦相合，可祛寒湿，李时珍曰："暖脾胃，止呕吐哕逆。"《大明本草》曰："治一切气并霍乱泻肚、腹痛，肾气、膀胱冷。"临床用于胃寒呕吐、呃逆、食欲减退、寒疝疼痛。荜澄茄含挥发油，故行散走气作用较好。

以上二药均可单味治病，但单用力较薄，因此常与其他温中药物相伍使用，以增强疗效。这两种药物均含有挥发油，性辛温，故对寒凝内滞、气机呆涩中脘的各种腹痛疗效更好。

### 7. 昆布与海藻组对应用

昆布，又称海带，咸寒，滑，入肝、胃、肾三经，消痰，软坚散结，利水消肿。临床主要治疗瘰疬瘿瘤等病。诸如急慢性淋巴结炎、脂肪瘤、甲状腺肿大、疝气、睾丸肿瘤、痰饮水肿等。《名医别录》曰："主十二种水肿，瘿瘤聚结气，瘘疮。"《本草从新》曰："顽痰积聚。"

海藻，又名乌菜，海带花，咸、苦寒，入肝、胃、肾三经，消痰软坚，散结泄热，利水消肿，多用于治疗瘰疬瘿瘤、睾丸肿瘤、痰饮水肿。《神农本草经》曰："主瘿瘤气，颈下核，破散结气痈肿，癥瘕坚气，腹中上下鸣，下十二水肿。"海藻反甘草，不宜与甘草同用。临床也确实同用过。

昆布与海藻均为咸寒之品，寒以清热泻火，咸能消痰软坚，火祛痰消则瘰疬自愈。"瘿坚如石者，非此（昆布、海藻）不除。"二者均含有碘和碘化物、钙，对地方性甲状腺肿有疗效，二者均有除热、消痰、软坚、散结作用，二药配伍后软坚散结作用更强，尤其适用于气滞痰凝或痰火凝聚之瘰疬痰核。昆布配泽泻，可增强利水作用，治疗脚气浮肿、小便不利、水肿。海藻配伍茯苓也能增强利水退肿的作用。

# 第五节　宣、清、补、固四法治疗
## 咳喘类疾病

小儿咳喘证是一种错综复杂顽固难治的常见病、多发病。就病证言，包括西医学的急性上呼吸道感染、支气管炎、支气管哮喘、肺炎、支气管扩张、肺结核、肺心病、左心衰竭等疾患。就临床言，是某种疾病的特有证候，又常是某些疾病的兼证或后期的危笃现象。就气血而言，始因气机升降失调而发病，终则耗气伤血为特点。其发病，以肺、脾、肾三脏为中心，外受于皮毛腠理，达于经络，内则可波及诸脏。咳与喘二者既有区别又相互关联，互为因果，咳喘病范围广泛，类型繁多，可损伤多个脏器，且易复发，故有"诸病好医，咳喘难疗"的说法。

史纪教授执宣、清、补、固四法为要，在治疗咳喘证的临床应用中，灵活变通，随证化裁，法中有法，具体如下。

### （一）宣法

宣法，即宣发肺气，祛除外邪之法。多用于新感初起之证，若为伏邪引动，则兼治其内。风寒外束，腠理壅遏，致肺气郁阻，须宣肺解表，汗而越之，使邪从表解。常用宣消颗粒（麻黄、荆芥、薄荷、杏仁、苏叶、焦三仙、番泻叶，院内制剂）、止嗽散治之；外寒束表，兼痰盛者用温肺定喘汤（自拟方：干姜、细辛、杏仁、苏叶、麻黄、五味子、薄荷）；兼有内热者，用大青龙汤。若外感风热或风寒郁而化热，应辛凉宣透，其热重咳喘轻者，用桑菊饮加减；咳喘重热轻者，用麻杏石甘汤加全瓜蒌、贝母等。小儿脾常不足，咳时多兼内伤积滞，积久化热，常加大黄、焦三仙、槟榔等消滞泻热之品，以利肺气的宣通。

### （二）清法

清法，其重点在清泻肺胃大肠之实热。清肺平喘用泻白散。肺经郁热，痰盛壅阻于肺，咳喘频作不息，用清热平喘汤（自拟方：生石膏、杏仁、麻黄、甘草、松罗茶、大枣）。热表内攻，脓浊阻塞于肺，咳喘吐脓血者，用千金苇茎汤。阳明腑实，大肠不通，顺经上干于肺，发作咳喘，用清导颗粒（院内制剂）。若久病不已，或因跌仆损伤，或因小儿啼哭暴怒，伤及血络，气滞血瘀，阻滞气机而致咳喘者，以活血破瘀、理气止咳为法，活瘀理气汤（自拟方：胡桃仁、三棱、文术）主之。运用清法时，依证候变化的特点，亦可兼用他法。与宣法同用，组成宣清之剂；与下法同用，组成清下之剂，临床应随证变通，不可拘泥一端。

### （三）补法

补法，有补阳、补阴、补气之不同。当寒邪袭肺时，气逆不降，宣温肺降逆，方用小青龙汤。重用干姜温阳散寒，脾得温而运，使之散精上归于肺，肺能肃降，通调水道，下输膀胱，水液在体内运行无阻，不使停蓄，此为温脾肺而从其本。咳喘属阴虚者，多为肺肝肾三脏津伤液乏所致。每两脏相兼而病，虚损劳瘵，伤及肺肾，当滋阴润肺、止咳定喘，滋补定喘汤（自拟方：白干参、寸冬、五味子、沙参、枸杞子、熟地黄）主之。方中用白干参以补气阴，其味纯力专速效。若温热病后期，或风燥伤肺，津液被灼，用清燥润肺法，方选沙参麦冬汤、清燥救肺汤等随证应用。咳喘气虚证，应调补脾肺两脏，尤重补脾，培土生金，常用四君子汤，参苓白术散等。久病气虚，阴损及阳者，用人参蛤蚧散。气阴相关，气虚易伤阴，阴虚易耗气，终致气阴两虚，治宜滋补气阴，方选生脉散。

### （四）固法

固法，用于久病无表邪者，寓敛肺和固肾之意。久病不已，肺气不固，宜敛肺止咳，方用九仙散，取养中有敛。若元气不足，肾气不固，应滋阴补肾，佐以酸涩固本，方用都气丸或六味地黄丸。其重证者，用固本定喘汤（自拟方：白果仁、细辛、龟甲胶、五味子、干姜）主之。若见真阳亏损之候，常配以紫河车粉服用。

宣、清、补、固四法是史纪教授临床治疗咳喘证的主要法则，运用四法时，应重证重理，用药守法而不泥方。临证只要审无巨细，辨证得当，对症下药，就能收到预期疗效。

# 第六节 史纪教授"从痰治喘"经验

　　小儿脏腑娇嫩，行气未充，易受外邪侵袭，直接或间接影响到肺、脾、肝、肾四脏功能，导致水谷精微不归正化，津液代谢失常而形成痰饮。宿痰留伏，阻滞于气道，碍肺之宣肃、气之升降，在外因的作用下而易诱发哮喘，故有"无痰不成哮"之说。史纪教授认为痰饮贯穿小儿哮喘发病的始终，为治疗小儿哮喘发作的关键环节。

　　小儿哮喘发病时依其所感邪气性质不同，痰饮性质也易多变，或为寒痰，或为热痰，或为风痰，或为湿痰，临证时需详辨。治痰，就应从痰的生成因素着眼，辨别痰的性质，史纪教授采用"截源疏导，据因施治"之法治疗本病。"截源"就是从痰的生成原因下手，截除滋生痰涎的原因，减少痰涎的分泌；"疏导"就是疏通气道，有利于已生之痰的导出，保持肺的清肃；"据因施治"就是根据痰的性质不同而采用不同的治疗原则。

　　在哮喘发作期，肺气失于宣肃，行水不利，津液不布，则可凝聚而生痰浊。故治疗上应以宣肺、清肺、泻肺为主，此即"既发以攻邪气为急"。针对寒痰治以温肺散寒、化痰平喘，方以射干麻黄汤或小青龙汤加减，药用射干、麻黄、细辛、生姜、紫菀、款冬花、半夏等；针对热痰治以清热化痰、降气平喘，方以麻杏石甘汤加减，药用炙麻黄、杏仁、苏子、款冬花、桑白皮等。肺气壅实、痰鸣喘息不得卧者，加葶苈子、地龙；便秘、尿赤者，加大黄、瓜蒌、枳实、厚朴等；痰涎壅盛、咯痰黏腻难出者，加苏子、白芥子、莱菔子、半夏、厚朴等以取三子养亲汤之意。

另外，肺气不足，治节无权，水液失于宣化，亦可聚而发为痰饮。哮喘缓解期，应抓紧"肺虚"这个虚证的早期阶段，及时的补其虚，或益气，或滋阴，或气阴双补，以调整其虚象，增强其卫外功能，防止外邪入侵，此乃"未发以扶正气为主"的治疗原则。平素易患感冒，每因气候变化而诱发气短声低、咯痰清稀者，方以玉屏风散加减，药用防风、黄芪、白术、党参、茯苓等以补肺固卫。以肺阴虚为主者，症见干咳、痰少黏白、口干咽燥，应治以滋阴润肺、止咳化痰，方以沙参麦冬汤加减，药用沙参、麦冬、玉竹、冬桑叶、甘草等。气阴两虚、呛咳少痰者，可用生脉散合补肺汤加减，药用人参、麦冬、五味子等。

脾主运化水湿。平素若饮食不当，脾失健运，水湿内停，痰浊内生，上干于肺，壅阻肺气；或哮喘日久，肺病及脾，子耗母气，肺脾两虚，气不化津，则痰浊更易滋生，故应醒脾、健脾、温脾以化湿则痰无由生。若症见痰多色白易咯、脘满恶心、纳呆便溏、胸闷、乏力，应治以健脾燥湿化痰为主，方以二陈汤合平胃散加减，药用陈皮、半夏、茯苓、白术、厚朴、苍术等。若症见神疲乏力、咳痰清稀、纳呆便溏、舌淡苔白、脉沉细弱，应治以健脾化痰、培土生金，方用六君子汤或参苓白术散加减，药用党参、白术、茯苓、陈皮、半夏等。

肾为先天之本，五脏之根。精气充足则根本得固，不易化液生痰。温肾则水不上泛，痰饮自消；滋肾则虚火降，不能灼液为痰。临床上应辨别是肾阳不足、不能气化水湿导致其停聚生痰，还是肾阴亏耗、阴虚火旺灼液生痰。若见平素易感冒、易咳、痰白清稀、肢冷、腰酸腿软、夜尿清长者，以肾阳虚为主，应治以温肾助阳、纳气平喘，方以制附子、山茱萸、蛤蚧、紫河车等。若兼痰少而黏难咳、腰酸腿软、颧红盗汗、心烦热者，以肾阴虚为主，应治以益肾纳气，药用生地黄、山茱萸、山药、五味子等。痰分新痰、宿痰、老痰、顽痰、哮喘既有新痰也有宿痰，顽固者还有老痰，治疗时仅化痰是不能起到作用的，要根据痰之多少、新旧，选择不同的药物，因此对哮喘的患者常常是化痰、涤痰、泻痰同时进行，方能起到事半功倍的作用。

# 第七节　史纪教授治疗小儿湿疹经验

湿疹为临床小儿常见的一种变态反应性皮肤病，也是皮肤科常见病和多发病，临床以皮肤红斑、丘疹、水疱、糜烂、渗出伴剧烈瘙痒为特征，常反复发作，主要发生于头面部，可延及躯干四肢，严重影响小儿的身体健康和正常发育。

小儿湿疹病因较复杂，中医多认为由禀受胎毒及外感风湿，蕴结肌肤所致。《诸病源候论》云："癣病由风邪侵入皮间，变成隐疹，并予儿饮乳，乳汁渍污儿面而生。"史纪教授认为，小儿素体禀赋不耐，或饮食不节，损伤脾胃，脾失健运，致湿热内生，复感外邪，内外之邪充于腠理，浸淫肌肤而发病。小儿虽为纯阳之体，但肾气未实，肾阳对脾的温煦作用相对不足，因此脾常不足，然小儿生长发育迅速，所需营养亦较成人相对为多，脾胃运化功能较薄弱，加之神识未开，乳食不知自节，寒暖不能自调，家长又常多强食，或纵其喜好，饮食偏嗜，脾胃最易受伤，故有"小儿之病，伤食最多"。因其身体各脏器功能本尚未健全，若脾胃受损，则置于"先天之本"不足，"后天之本"乏源的境地，病由此滋生。《景岳全书·小儿则》云："小儿饮食有任意偏好者，无不致病。"故史纪教授常言小儿湿疹表现虽在皮肤，而其病位根源则在中焦脾胃，脾胃功能正常与否，直接关系到本病的症状轻重。因湿毒是本病的病根，而小儿初生，其湿多由内生，所以彻底清利湿毒，改变患者内在环境及体质，湿疹才有望治愈。故湿疹之为病，当健脾为主，同时应结合其他脏腑情况选加清热、燥湿、疏风养血活血、和胃消食化积等法。另史纪教授非常重视血瘀在湿疹中的病理作用，因湿邪黏滞，阻碍气机，血气瘀滞，风无出路，故临证时紧扣血瘀致病情缠绵不愈的存在。

临床辨证论治、遣方用药方面，若症见皮肤湿疹兼身热口渴、心烦、大便秘结、小便短赤，脉象弦滑或数，舌质红，舌苔淡黄。治宜清热凉血，燥湿止痒，方选健脾丸合银翘散，酌加知母、黄柏、土茯苓等以增清热解毒、燥湿止痒之力；

若症见皮肤湿疹兼食少乏力，胃脘满闷，口中黏腻，不思饮食，大便先干后溏，小便清长或微黄，舌淡胖，苔薄白或腻，脉缓或濡。脾气虚明显者可选用健脾丸，偏于积滞实证者可选用平胃散，二方皆可选加苦参、白鲜皮等以燥湿止痒。若兼见手足心发热，口干不思饮，大便干，舌质红或瘀点，脉象细数，方药可选用逍遥散合四物汤为主，可酌加荆芥、蝉蜕、丹参、制何首乌、夜交藤等疏风养血活血。皮损趋于恢复，瘙痒时有发作，或饮食不适时突然加重，小儿常不喜饮食或饮食偏食，啼哭烦闹。方药常用保和丸或健脾丸酌加茯苓皮、五味子、苍术等健脾止痒。其中用药中皆可酌加防风、地肤子、五味子、浮萍、徐长卿、白鲜皮等祛风止痒之品。临证时均要适当加入活血化瘀、行气通络之品，因"祛风先活血，血行风自灭"，故常配以丹参、桃仁、红花、丹皮等活血之药，佐僵蚕、蝉蜕、地龙、鸡血藤等祛风行气通络之药。

小儿湿疹多为湿毒作祟，可为内湿，亦可为外湿，湿邪作祟发于肌肤而痒，湿多兼风邪，湿邪易阻滞气机，同时应健脾活血祛风行气，总治法为健脾化湿，祛风止痒，凉血解毒。

# 第八节　从"酸甘化阴"论治小儿厌食病

酸甘化阴是某些酸味药和甘味药配伍后产生临床效应的

概括。此法得创于张仲景的芍药甘草汤，功擅敛津液，养阴血，柔肝舒挛，缓急止痛。酸甘化阴是由成无己首先提出的，最初仅指芍药、甘草这一对特定药物的配伍。而后孙思邈创生脉散、钱乙创六味地黄丸、张景岳创左归丸，以及朱丹溪、赵献可等均发展了酸甘化阴法的理论。后世对这一概念的内涵又有所延伸和扩展，说明某些具有敛阴、益阴、生津作用的酸味药（乌梅、五味子等）与某些具有滋阴、益精、补血作用的甘味药（麦冬、地黄等）之间具有配伍关系。通过配伍，可以化生津液，濡润脏腑，收敛浮阳，以缓急迫，产生"酸甘化阴"的临床效应。由于它养阴而不滋腻、生津而不碍胃，因此，在临床上不论外感内伤，只要辨证配伍恰当，均能取得较为满意的疗效。

临床上因阴不足而致小儿厌食日渐增多。小儿体属纯阳，生长发育迅速，对营养的需求量较大，小儿同时又是稚阴稚阳之体，脾胃的运化功能尚不健全，若发生病变，易致饮食停滞，日久则化热伤阴。而今家长因过分溺爱，往往强调给予高营养高蛋白食品。此类食品热量高，易伤脾胃阴液；另一方面现代独生子女素多娇养、任性骄横，所欲不得，久郁生热，耗伤肝阴，肝木克土，使脾胃受纳运化失常。故当今小儿阴虚厌食多见。而阴虚所致小儿厌食又多以脾胃阴虚和肝阴虚为主。脾胃乃后天之本，气血生化之源。胃为水谷之海，喜润恶燥，津液耗伤，胃失濡润和降则出现胃阴虚的一系列症状。清代叶天士曾在《临证指南医案》案语中说："知饥少食，胃阴伤也；不饥不食，胃汁全亏。"清代王孟英说："凡是治胃者，须审胃汁之盛衰，斯为善治。"而肝为刚脏，气辛助阳可矣。强调"当予静药",故治疗小儿厌食体阴用阳,对于肝阴不足,木失涵养,厥气犯胃,以致胃失和降者,叶天士治法宗仲景甘药之例,当以养阴益胃为主,而酸甘化阴法对其具有独特的疗效。

酸甘化阴是众多养阴法之一,仲景初创酸甘化阴法是治疗伤寒误表伤阴所致的烦躁、咽干、挛急等症。后世之人承先启后,扩大了此法的治疗范围。譬如叶天士《临证指南医案》中运用芍甘配伍达 160 余案,涉及内、外、妇、儿 40 余种病证。叶天士认为"非阴柔不肯协和",益胃不离"甘寒"。吴鞠通说"复胃阴者,莫若甘寒;复酸味者,酸甘化阴也",《金匮要略》中肝虚治法认为"补用酸,助用焦苦,益用甘味之药调之",为酸甘养阴法的运用提供了理论根据并指明了主要功能,某些酸味、甘味药具有"酸先入肝,甘先入脾"的特性,酸味药入肝能补肝敛肝,补肝体以制肝用,另一方面又能开胃气,少用之每能健胃开食;甘味药入脾能补益脾胃,有甘缓养胃之功,另一方面又能调肝以缓急,"酸得甘助而生阴",酸甘相合能促进脾胃化阴液的功能,加强养阴的作用。现代药理研究证明,乌梅、白芍、木瓜等酸甘药,能促进消化液分泌,促进胃肠蠕动吸收,使食欲增加;楂肉、生谷芽含有丰富的消化酶,能加强消化、增进胃肠吸收功能。因此,酸甘化阴法可广泛运用于多种温热病及内伤疾病所表现的阴虚证候,以滋助五脏之阴,尤以养脾胃津液和补肝阴为特长。

根据不同的临床证候,史纪教授酸甘化阴法常以酸味药与甘味药相结合使用治疗小儿厌食属阴不足者。许多酸味药,如乌梅、五味子、白芍、木瓜等有不同程度的养阴收敛作用。

而甘味药又有甘寒、甘平和甘温的不同。甘寒药如鲜生地、鲜石斛、天冬、麦冬、天花粉、知母等能滋阴润燥、柔肝养胃，适用于胃阴耗伤之重证。甘平药如沙参、玉竹、干石斛、扁豆、莲肉、谷芽等薄味濡柔之品，养胃生津又荣肝，适用于胃阴不足的轻证，甘温补气药如党参、太子参、黄芪、白术等酸与甘温相合，通过补气以化阴生津，对因气虚而导致的津亏尤为重要。酸甘化阴药物以对药的基本形式出现在史纪教授临床中是最常用的，芍药和甘草是酸甘化阴法的经典配对药物。类似的小儿厌食证治疗如乌梅配生地、五味子配麦冬；或乌梅和麦冬配对、五味子和甘草配伍等。

# 第九节 "从肝论治"小儿多发性抽动症经验

多发性抽动症是儿童时期一种慢性精神行为异常性疾病，目前该病的病因尚不清楚，有研究认为其是神经递质失调、免疫、环境、遗传及社会心理因素等共同致病的结果。中医没有与其相对应的病名，历代医家依据其临床表现，将其归属于"肝风证""慢惊风"等范畴，并对其病因病机进行了探讨、总结。史纪教授根据抽动症的发作特点及临床表现，结合小儿的生理特性和病理特点，认为"肝郁风动"是本病的中医核心病机。

　　肝为风木之脏，其声为呼，其变动为握，其华在爪，主筋，体阴而用阳，主疏泄，喜条达而恶抑郁。其中肝主疏泄是气机正常升降出入的重要环节，使全身之气通而不滞、散而不郁；肝又主藏血，可以调节全身血液流量，发挥濡养脏腑组织的作用。因此，肝疏泄功能正常则人体气血调和，五脏方能各安所职。《素问·灵兰秘典论》曰："肝者，将军之官，谋虑出焉。"肝的疏泄功能还体现在对情志的影响，若肝的疏泄功能正常，气机调畅，人体方能保持精神乐观，心情舒畅。反之，若情志活动出现异常，气机失调，也会出现肝主疏泄功能障碍。小儿乃稚阴稚阳之体，生理特点为"肝常有余"。万全在《幼科发挥·五脏虚实补泻之法》中云："肝常有余，盖肝乃少阳之气，儿之初生，如木方萌，乃少阳生长之气，以渐而壮，故有余也。"这一方面说明了小儿生机勃勃、发育迅速的生理特点，肝脏在小儿生长发育中有着极其重要的作用；另一方面也暗示了小儿为阳热之体，真阴不足，易从阳化火，在致病因素作用下，易出现生风动痉的可能性。朱丹溪在《丹溪心法·小儿论》中指出："小儿易怒，肝病最多。"现代社会由于父母对孩子的言语行为易情绪化，加之独生子女特异性，易冲动任性，情绪波动较大，一旦所欲未求，情志抑郁不畅，或精神刺激，或他脏之病累及，易出现肝失条达，气机不畅，气血失调，以致肝气郁结于内。王安道曰："凡病之起，多由于郁。郁者，滞而不通之义。或因所乘而为郁，或不因所乘，本气自病而郁者，皆郁也。"肝为刚脏，其气主升主动，易化热化火，若肝气郁结，气机不通，久之则郁而化火，火极生风，风火相煽，肝风循经上扰而出现口角抽动、面肌抽搐、噘嘴、清嗓子等症状。肝气郁结于内，气机不得宣泄，郁闷心烦以呼出为快，因而不自主发声、口出秽语。故《内经》云："郁极乃发，待时而作也。"肝藏血主筋，开窍于目，因而《血证论》谓："肝属木，木气冲和条达，不致郁，则血脏通畅。"肝气郁结，肝藏血功能失司，肝血不足，血不柔筋，筋脉拘急而出现眨眼、耸肩、甩手等症状。

史纪教授认为肝郁是小儿抽动症的基本核心病机，由于小儿生理特性和病理特点不同于成人，故肝郁多为实证，治疗宜达之，或表或里，但使气血乖和，则木郁自散。

风者，百病之长也，有内风和外风之分，既指六淫之中的外风之邪，又含脏腑阴阳失调而生的内风，外风常为致病因素，引发内风而发病，故《素问·生气通天论》曰："风者，百病之始也。"肝为风木之脏，风气依于肝，若肝气郁结，则生木郁之变，化为肝风而成风邪为患诸证，或眩晕，或痉病，或震颤，或肉瞤，不一而论。因而《医学衷中参西录》云："肝为木脏，于卦为巽，巽原主风，肝木失和，风自肝起。"《素问·至真要大论》又曰："夫百病之生也，皆生于风、寒、暑、湿、燥、火，以之化之变也。"抽动症的表现为部位多变、变化迅速、反复发作，这与"风性善行而数变"的特点表现相似，即是风气内动的具体表现。《内经》云"风盛则动"，且风性轻扬、易袭阳位，风自内生而起，加之外风诱发，走窜头面、四肢、躯干等，而出现眨眼、噘嘴、犟鼻、清嗓子、四肢腹肌抽动等一系列症状。无论哪种形式的抽动，皆与风邪有关。故《证治准绳》谓："水生肝木，木为风化，木克脾土，胃为脾之腑，故胃中有风，渐生其症状，两肩微耸，双手下垂，时腹动摇不已……"针对于此，史纪教授常说，小儿脏腑娇嫩，卫外功能不足，易被邪侵，每感外风之邪，易引动内风，故治疗应结合小儿生理特性和病理特点，提高小儿抵抗能力，祛除外风，使内外风无相见之隙，不至相互为祸。外风悖而离去，内风尚存，继而平肝息风、养血润燥则诸症皆除。由上观之，风动是小儿抽动症的核心病机之诱发因素，若人体气机升降出入正常，内风无以为生，外风不能侵袭，均无法引动肝风壅盛，则抽动不能发作。

《育婴秘诀》云："脾虚则吐泻生风，此脾土败而肝木乘之。"马丙祥认为小儿脾常不足，若先天禀赋不足或饮食不节，脾气虚弱，不能正常运化水谷精微，不能滋养肝木，肝阳上亢生风而抽动频繁。"风邪上受，首先犯肺"，刘弼臣认为小儿肺脏娇嫩，易感受外邪，肺主气，可调节全身气机，若风邪从表袭肺，而肝气郁结于里，肝风内动，外风引动内风则发病，故抽动症与肺脏关系密切。陈梁则认为小儿肾常虚，若先天肾精亏虚或他病导致肾阴不足，水不涵木而肝阳偏亢，肝风内动则抽动。抽动症常伴有注意力不集中、学习困难等心理问题，李继君认为抽动症伴随异常行为与心有关，心主血，神明之主，若心血不足，不能正常濡养脏腑，心神涣散而行为异常。史纪教授认为儿童抽动症病因复杂，临床表现形式多变，但究其本源在于肝，发于肺、脾、肾、心，临床上应以肝常有余为中心，结合五脏辨证，辨明病位所在之脏腑，辨别主证、次证及相互兼夹，随证治之，提高临床疗效。

《内经》云："诸风掉眩，皆属于肝。"史纪教授认为抽动症的本源在于肝，肝郁风动是小儿抽动症的核心病机，治疗应从肝论治，息风止痉。史纪教授认为小儿肝常有余，实证较多，容易出现肝阳上亢、肝气上逆、肝风内动等，临床治疗常采用疏肝理气为则，同时佐以清肝、柔肝、平肝之药，如钩藤、蝉蜕、全蝎、天麻等药物。小儿阳常有余，肝阳偏亢则易耗损津液而伤阴，则加以当归、白芍、珍珠母、枸杞子等补益肝阴不足之药。《素问·宣明五气》曰："五气所病，肝为语。"小儿抽动症病位虽在于肝，但与五脏功能失调密切相关。史纪教授临床治疗抽动症主要责之于肝，同时根据病位的不同佐以佐金平木、滋水涵木、扶土抑木、清心安神等疗法，临床常获效验。

# 第十节 "肺病治肝"治疗咳嗽变异性哮喘经验

明·赵献可《医贯》云："七情内伤，郁而生痰。"史纪教授通过临床发现，现代社会，由于独生子女增多，加之家长溺爱，儿童常容易任性冲动，一旦所欲不求或其他精神刺激，或他病影响至肝脏等，均可导致肝疏泄失常，气机不畅，从而形成肝郁气滞之候。肝气郁结，气机阻滞，津液不能正常运行，聚而为痰，气与痰结，循经上犯于咽喉，出现咽痒、咳嗽。肝升肺降可以调节气机出入平衡，肝气郁滞，不能疏泄，气机不畅，肝气郁而不升，肺气逆而不降，气机逆乱而咳嗽不已。肝气郁滞不达，或气滞转化为横逆，必犯中土，影响脾胃之功能。"脾为生痰之源"，脾虚不能正常运化水湿，痰饮内生；"肺为储痰之器"，痰饮上犯于肺，肺失宣发、肃降致反复咳嗽。故史纪教授认为，治疗肝郁气滞咳嗽时，除了疏肝降肺之外，应注意加以健脾化痰药物，方为治病之全。

《素问·咳论》曰："肝咳之状，咳而两胁下痛，甚则不可以转，转则两胁下满。"史纪教授认为，肝为风木之脏，风善动而不居，木有升发之性，故易生肝风。若外感风热，加之肝火素旺，风气通于肝，同气相求，内外相引而发胁肋疼痛、咳嗽。若肝气升发太过，肝阳上逆，生风化火，灼伤肺金，烁津为痰，肺失清肃，咳嗽而生。若内伤七情，或郁怒伤肝，肝疏泄功能失常，肝气郁滞，横逆侮肺，肺气肃降不能，气机不降上逆而致咳嗽。若偏嗜肥甘厚腻之品，脾失健运，湿热内蕴，阻遏肝经，郁而化热，肝火上炎，上迫于肺，使肺失肃降，气逆于上而呛咳阵作。

清·唐容川《血证论》谓："瘀血乘肺，咳逆喘促。"史纪教授认为，咳嗽变异性哮喘的患儿肝气郁滞，疏泄失调，气滞不畅，血液不能正常循行，瘀血缔结，或久病气血不足，气滞不行，血行不畅，瘀血内生，故史纪教授认为肝郁和血瘀是咳嗽变异性哮喘的病理特点之一。同时史纪教授发现，咳嗽变异性哮喘的患儿多面色晦暗，反复咳嗽，夜间咳甚，也提示患儿存在瘀血。

《血证论》言："内有瘀血，气道阻塞，不得升降而喘。"肝郁化火，灼伤阴血，血液凝滞，瘀血内生，伏于肺络，肺气郁闭，宣降失常而反复咳嗽，缠绵难愈。故临床治疗时，史纪教授常采用疏肝理气、活血化瘀之品，治疗效果显著，既往的研究也证明了上述观点。

《丁甘仁医案》言："肺若悬钟，撞之则鸣，水亏不能涵木，木叩金鸣。"肝脏体阴而用阳，若肝火内生，灼伤阴津，津液内停，化而生痰，痰阻肺络，发为咳嗽。或久病肝肾阴虚，虚火内生，上扰肺金，肺肃降失司，因而咳嗽频作，咽干，严重者动则喘促不安。史纪教授认为，小儿阴虚咳嗽又有不同于成人的特点，小儿为"稚阴稚阳"之体，气血津液相对生化不足，且小儿阳常有余，所病皆热证较多，寒证较少，故病理情况下，无论外感风热之邪，或肝郁化火等，皆易于化热，损伤阴津，而致咳嗽。

咳嗽变异性哮喘是儿科常见病，是我国小儿慢性咳嗽的主要病因，且有一部分患儿有发展成哮喘的风险。西医对该病的治疗与哮喘类似，多采用支气管扩张剂及激素治疗，虽然可以缓解急性期的症状，但药物不良反应多，且部分患儿药物服药时间长，由于惧药物副作用，依从性较差。目前中医对该病多以祛风、化痰、止咳、宣肺等为主要治疗法则，治疗方法多采用内服中药汤剂、外贴穴位等，临床疗效逐渐彰显。但临床上仍有一部分患儿在经西医、中医常规治疗后，咳嗽症状缓解不明显。

《素问·咳论》云："五脏六腑皆令人咳，非独肺也。"史纪教授认为人体是一个有机的整体，治疗咳嗽当重视五脏辨证及因时而治，咳嗽变异性哮喘患儿常见情绪易激动，活动过多，发作往往因情绪激动而诱发的临床表现，而病理生理表现为气道高反应性，且传统医学认为"肝主疏泄""肝为刚脏"，与人体的气机运行和情志变化密切相关，考虑本病的发生与肝有密切的关系。肝主疏泄，可以调节情志，五气中与风邪相应，易生内风。若所欲不遂，情志郁结，肝疏泄气机不利，容易引起或加重肺主肃降功能失调。且小儿肝常有余，禀赋薄弱，易感受风邪，外风引动内风，肝肺升降失调，可致咳发不止。肝在四时中通于春气，故肝旺多于春季，天人相应，该时段更易出现木旺刑金、木叩金鸣而反复咳嗽、咽痒等症。因而，咳嗽变异性哮喘患者多于春季发病或加重，有其时间生物学的理论依据。史纪教授通过多年的临床实践经验，结合小儿的生理、病理特点，创造性地提出"肺病治肝"的学术思想，临床采用定风散加减治疗咳嗽变异性哮喘效果良好。

史纪教授坚持以中医为主，兼顾现代药理，力求触类旁通，为我所用。在临床辨治上，理、法、方、药当求其循序渐进，尤其对咳嗽的辨治更有独到见解，认为治疗咳嗽当重视五脏辨证及因时而治，治咳不仅需辨清表里寒热虚实的病理属性及脏腑病位所在，而且要顺应其发病季节及昼夜时辰变化的规律，注意患者有无其他兼夹病证，既要突出主症，也要兼顾全面，本着中医所强调的人体是一个有机整体、因时因地而异等，综合全面整体宏观辨证施治。史纪教授认为，咳嗽变异性哮喘的患儿发病特点具有肝病的病理特征、病因病机、临床表现，表明"肝失疏泄"为其主要病机，肺失肃降为其次要病机，治疗以抓主证和主要病机为主，"有是证用是药"，治法以疏肝理气为主，佐以清肺化痰、化痰止咳、养阴润肺、活血化瘀之药，药证相符，则奏效迅捷。

定风散药物核心药物组成为：柴胡、白芍、全蝎、胆南星、炒枳壳、当归、僵蚕、钩藤、甘草。定风散中，柴胡性味苦、微寒，归肝、胆经，在《神农本草经》中列为上品，有疏肝解郁之效，研究发现其有效成分柴胡皂苷具有抗炎、提高免疫力的作用。白芍性凉，味苦酸，微寒，可以补血柔肝，与柴胡一散一收，防止柴胡辛散，同时酸可以补益肝阴。药理研究发现其有效成分白芍总苷有抗炎及免疫调节的作用。枳壳味苦、辛、酸，温，归脾、胃经，其功效皆能利气，气下则痰喘止，气行则痞胀消。当归甘、辛、温，归肝、心、脾经，既能补血，又能行血，为血中之要药。研究表明其挥发油可以松弛豚鼠的支气管平滑肌，当归注射液抑制大鼠的血小板凝聚。全蝎辛、平，归肝经。可息风镇痉，通络止痛，专入肝祛风。现代研究发现，全蝎提取液可以促进纤维蛋白溶解，抑制血小板聚集，减少血栓的形成。僵蚕咸、辛、平，归肝、肺、胃经，有息风止痉、化痰散结之效，历来医家皆将其列为治风痰之圣药。彭延古等通过体内及体外实验发现，僵蚕有明显的抑制血小板凝聚的作用，提示其可以用来治疗血栓。钩藤甘，微寒，归肝、心包经，清热平肝，息风止痉。《本草新编》云："去风甚速，有风症者必宜用之。"有中药药理研究发现，钩藤碱有抗焦虑、镇静的作用，可以作用于中枢神经系统疾病。纵观全方，定风散可疏肝理气，化痰止咳，气机疏泄有度，津液正常循布，则诸症皆除。

史纪教授临床治疗咳嗽变异性哮喘患儿以定风散为核心，进行辨证论治，通过多年的临床观察，史纪教授将咳嗽变异性哮喘分为四型辨证治疗。

肝气郁滞，气郁痰凝：多有明显情志抑郁病史，临床表现为反复咳嗽，痰少，白色黏痰，自觉喉间有痰，每因情志变化及精神紧张等因素诱发或加重，情志抑郁，脾气急躁易怒，胁肋或少腹胀满窜痛，喜太息，舌质红，苔白腻，脉弦。治以疏肝理气、化痰止咳为则，方用定风散合半夏厚朴汤加减。

肝火上炎，木火刑金：多起病较急，临床表现为咳嗽气急，咳甚时呕吐，急躁易怒，两胁胀痛，头痛头晕，口苦咽干，可伴有胸闷，嗳气，纳差等，舌边尖红，苔黄，脉弦数有力。治宜清肝泻火，宁肺止咳。方用定风散合黛蛤散加减。

肝郁血瘀，经络阻滞：多病史较长或有其他疾病病史，临床表现为多为晚上咳嗽，痰少，甚或咳嗽夹杂血丝，咽痒，面色晦暗，胁肋疼痛，焦虑不安，晚上睡眠不佳，大便干，舌暗红，苔少，脉弦涩。治宜疏肝活血、化痰止咳。方用定风散合桃红四物汤加减。

肝肺阴虚，阴津不足：多因肝火旺盛、久病伤阴，临床常见咳嗽，无痰，咽干、咽痛，胁痛，五心烦热，盗汗，午后潮热，大便干，舌红，少苔或无苔，脉细数。治宜滋养肝阴、润肺止咳。方用定风散合沙参麦冬汤加减。

史纪教授临证时药物应用加减经验：①流清涕，加苏叶、白芷、羌活、防风等；②流黄涕，加芦根、鱼腥草、浙贝母等；③咽痒，加荆芥、防风等；④纳差，舌苔厚腻，加炒莱菔子、砂仁、神曲、山楂等；⑤大便偏稀，合五苓散加减。

清代医家尤在泾云："干咳无痰，久久不愈，非肺本病，乃肝木撞肺也。"小儿肝常有余，肺常虚，二者常相因为病，且小儿咳嗽变异性哮喘的发作有明显的季节性，一般多发于春季，而春季在五脏归属上对应于肝，在六气上对应于风，所以肝肺功能失调，则春季多发咳喘。肝属木，木性在气机上表现为上升，若无肺气的收敛之性进行克制，则肝气易过升，化风生变。故《万病回春》谓："自古咳嗽十八般，唯有邪气入于肝。"

史纪教授依据中医传统理论"五脏六腑皆能令人咳，非独肺也"，结合咳嗽变异性哮喘患儿往往情绪易激动，活动过多，发作往往因情绪激动而诱发的临床表现，而病理生理表现为气道高反应性，中医学认为"肝主疏泄""肝为刚脏"，与人体的气机运行和情志变化密切相关，考虑本病的发生与肝有密切的关系，提出"肺病治肝"治疗咳嗽变异性哮喘的学术思想。

史纪教授认识到小儿咳嗽变异性哮喘的病机关键是肝郁，提出了从肝论治的治疗法则，用药多采用疏肝、平肝、柔肝之品，同时注重风药的应用。

史纪教授常说，中医的精髓是整体观念和辨证论治，治疗咳嗽变异性哮喘，不能单从治疗咳嗽出发，应当分析其核心病因病机，从中医的整体观进行辨证论治。咳嗽变异性哮喘不同于一般意义上的外感咳嗽，外感咳嗽多为风寒，或风热之邪侵袭肺脏，肺宣发肃降失司而引起，采用疏风散寒或疏风清热，佐以化痰止咳等治疗后，病情可较快痊愈。咳嗽变异性哮喘本质是一种特殊类型的哮喘，虽主要症状为咳嗽，但一般咳嗽时间较长，至少在 1 个月以上，发作时咳嗽气急，咽痒时作，采用中医传统疏风解表、化痰止咳法治法，效果不佳。史纪教授通过多年的临床实践，发现咳嗽变异性哮喘的患儿多有情绪波动，或抑郁，或急躁易怒，或多动不安，注意力不集中，结合小儿肝常有余的生理特点，认为咳嗽变异性哮喘的发病与肝关系密切，在传统治疗基础上加用疏肝理气、活血化瘀的药物，经过临床实践，发现治疗效果显著，遂采用从肝论治，并拟定定风散应用于临床，提出"肺病治肝"治疗咳嗽变异性哮喘的学术思想。

小儿的生理特点是稚阴稚阳，体质与成人有很大不同，因此，史纪教授治疗咳嗽变异性哮喘常从小儿的生理特点出发，以疏泄气机、保持肝疏泄畅通为主，药物常采用疏肝、柔肝、平肝、养肝等，反对过度采用苦寒、辛热、攻伐甚至有毒之品，从而导致伤及脾胃之气，耗损阴津，甚至引起气阴两虚的严重情况。临证时，采用药物常补泻相宜，苦寒适度，攻伐有节，中病即止，治疗中时时考虑固护脾胃之气，防止土虚木亢。

第三章 临证精粹

# 一、史纪教授从脾论治七法

## （一）健脾益气法

小儿脾胃功能虚弱，运化能力较差，又常因喂养不当、饮食不节等因素，加重脾胃的运化之负荷，导致脾胃健运功能失常，导致纳化失健，临床常见食欲不振、食而不化、倦怠乏力、大便偏稀夹杂有不消化食物等症，久则容易出现营养不良、体形消瘦和气血化生不足等全身机能衰退的病变。针对于此，史纪教授治疗上常以健脾益气为法，脾得健运则胃纳自开，方药以异功散加减，药物常用党参、白术、茯苓、甘草健脾益气，焦神曲、炒麦芽、内金消食助运，陈皮、砂仁等运脾助运化湿。

**典型医案：异功散加减治疗小儿厌食**

原某，男，5 岁。

2013 年 3 月 9 日初诊。

主诉：患儿纳食不佳 1 月余（其母代诉）。

现病史：见食不贪，食量偏少，易乏力，大便偏稀，有不消化物，曾口服益生菌类药物、思密达、保和丸等药而效果不佳，而求诊于史纪教授。

诊见：患儿面色偏白，体型偏瘦，纳食不佳，易腹胀，大便偏稀。舌淡红，苔白厚腻，脉细弱。

诊断：厌食。

辨证：脾胃气虚。

治法：健脾益气，佐以助运。

处方：异功散加减。党参6g，白术6g，茯苓6g，陈皮6g，炒神曲6g，鸡内金3g，砂仁3g，炙甘草3g，中药配方颗粒剂，7剂，每日1剂，分3次水冲服。

二诊（3月18日）：患儿纳食量较前稍增加，大便形状较前改善。舌淡红，苔白腻变薄，脉细弱。药已中的，效不更法，继服上药7剂。

三诊（3月26日）：患儿纳食量较前增加，有进食欲望，大便基本正常，家属喜上眉梢，诉近2个月来属这周饮食最佳，舌淡红，苔白稍腻，脉细弱。上方去砂仁，加苍术6g，继服15剂，患儿纳食明显改善，家属要求继续调理，继而调理2个月，患儿纳食明显增加，体重较前增加。

**按语**：该患儿以纳食不佳，见食而无食欲，大便偏稀，舌淡红，苔白腻，脉细弱为主要特点。厌食、泄泻之本，无不在脾胃。故本案治疗以健脾益气为则，药切病机，故效果颇佳。脾贵在健运，健脾益气为先，同时需佐以芳香之剂解脾胃之困，使脾胃之气恢复转运之机。若一见脾虚便妄投补益，一味甘腻峻补，很容易脾胃阻滞气机，脾胃呆困，故投异功散健脾益气，佐以助运。

### （二）健脾和胃法

《内经》云：饮食自倍，肠胃乃伤。史纪教授认为，小儿若因喂养不当、乳食不节，或暴饮暴食，或过食肥甘厚腻，损伤脾胃，则导致脾胃运化功能失调，腐熟运化不及，乳食停滞不化。遇此类病证，史纪教授必用保和丸加减治疗。经过多年的临床实践，史纪教授将治疗范围由单纯乳食积滞证扩展到儿科多种因积滞引起的疾病，并取得了较好的疗效。史纪教授运用本方时多采用煎剂或颗粒剂，若脾胃积滞，则基本原方治疗；若出现其他病证，则根据病情少加以他药。史纪教授常说，治病如用兵，药不在多，在于精。患儿脾胃积滞为本，他证为标，本证好转，标证自然消失。

**典型医案：保和丸治疗小儿脾胃积滞**

魏某，男，7岁。

2013年5月21日初诊。

主诉：呕吐3天。

现病史：患儿因饮食不节出现呕吐，呕吐物为胃容物，酸馊，口有异味，腹胀满，腹痛，大便酸臭，无发热等，舌淡红，苔白厚稍黄，脉滑稍数。

诊见：时有干呕，纳食不佳，腹胀痛，倦怠乏力，大便无。

诊断：积食。

辨证：乳食积滞。

治法：健脾和胃，和中导滞。

处方：方投以保和丸加减。半夏9g，陈皮6g，茯苓12g，连翘5g，炒莱菔子6g，神曲6g，山楂6g，白术6g，菖蒲6g，3剂，水煎服，日1剂，少量多次服用。

二诊（5月2日）：患儿呕吐症状消失，食欲较前改善，仍口有异味，腹胀，大便成形。舌淡红，苔白腻，脉滑。守上方去连翘、白术，加苍术6g，继服3剂，患儿诸症皆除。

**按语**：小儿脾常不足，脾胃虚弱，饮食不节或过食肥腻生冷之物，均可导致脾胃损伤，脾胃失司，脾不能正常运化水谷，水谷精微不能上输反而下降则腹泻；胃以降为顺，胃气上逆则反复呕吐；乳食停滞中焦，积而不消形成食积，郁而化热则不思饮食，呕吐，舌苔厚腻偏黄。保和丸消食和胃，方中稍佐以连翘清利湿热，俟热象除即去连翘，可见史纪教授时时固护脾胃之气，恐寒凉之药伤脾胃的学术思想。

### （三）行气燥湿法

**典型病案：平胃散治疗小儿胃脘痛**

高某，女，10岁。

2013年8月20日初诊。

主诉：胃痛2天。

现病史：患儿2天前进食冷后出现纳食差，不思饮食，胃脘部疼痛，继而胀痛，口黏不渴，大便黏，自行口服多潘立酮口服液，效果不佳而就诊。

诊见：头晕，饮食减少，胃部胀满疼痛，口黏不渴，大便糊状。舌淡红，苔白腻兼水滑，脉滑稍沉。

诊断：胃脘痛。

辨证：湿滞中焦证。

治法：健脾燥湿，行气止痛。

处方：方投平胃散加减。苍术12g，厚朴6g，陈皮9g，佛手6g，佩兰6g，防风6g，甘草6g，3剂，水煎服，1日1剂，1日3次。嘱其不吃冷饮及甜食。

二诊（8月28日）：患儿头晕症状消失，胃痛基本消失，纳食仍不佳，大便正常，舌淡红，苔白腻，脉偏滑。守上方去佛手、防风，加神曲、麦芽各 10g，鸡内金 6g，4 剂，水煎服。

三诊（9 月 1 日）：患儿未再出现胃痛，纳食较前增多，口黏减轻，食而有味，大便正常，舌淡红，苔中间白腻，脉偏滑。继服上药 3 剂，患儿诸症皆消。

**按语：**《临证指南医案·脾胃》说："太阴湿土，得阳始运……以脾喜刚燥……"指出脾喜燥而恶润。小儿脾常不足，然脾主运化水湿，脾虚则运化功能低下，引起水湿停滞；水湿的停滞，又反过来影响脾的运化，严重者因水液转输、吸收和输布失常而出现水肿。史纪教授临床常应用平胃散治疗脾虚湿困证，并根据病情灵活应用，若水湿郁而化热，常加黄连、连翘清利湿热；若出现脾阳虚症状，加用附子补火助阳；若合并水肿者，常合用五皮饮健脾利湿。

《温病条辨》云："湿为阴邪，非温不化。"虽为经典条文，但应根据临床病情灵活应用。本案患儿为脾虚湿困证，小儿脾常不足，若运化水湿功能失司则易生湿困脾；脾主升清，脾为湿困，清气不能上升于脑部而头晕。"脾宜升则健，胃宜降则和。"脾胃为全身气机升降之枢纽，脾气主升，胃气主降，升降相因，则气机调畅，脾胃不和，气机郁滞而胃脘部胀满、疼痛。平胃散中苍术为君药，该药性味微苦，芳香悦脾助运，宽中行郁，运化水湿，正合脾之习性，同时佐以风药防风既可化湿，又能升阳。

## （四）清热泻脾法

**典型病案：黄连温胆汤治疗小儿腹泻**

崔某，男，8岁。

2014年10月20日初诊。

主诉：反复腹泻半月余。

现病史：患儿平素嗜食辛辣之品，半月前出现腹泻，不思饮食，曾口服抗生素，中药以葛根芩连汤、参苓白术散等加减治疗，腹泻有所减轻，仍不能收功而就诊。

诊见：精神尚可，面色萎黄，纳呆呕恶，脘腹胀满，大便每日3～4次，大便黏滞不爽，小便短赤，晚上睡眠不佳，入睡困难，舌红，苔黄厚腻，脉滑数。

诊断：泄泻。

辨证：中焦湿热证。

治法：清利湿热，宣畅气机。

处方：方投黄连温胆汤加减。黄连6g，法半夏9g，竹茹12g，枳实6g，茯苓15g，陈皮9g，藿香9g，防风6g，甘草3g，3剂，水煎服，1日1剂，1日3次。嘱其不吃肥甘厚腻、辛辣食物及甜食。

二诊（10月24日）：患儿腹泻症状好转，大便日2～3次，大便偏稀，纳食不佳，睡眠好转，活动时汗出，易乏力，舌淡红，苔白腻，脉缓。守法再调，方以七味白术散加减：党参6g，炒白术12g，茯苓9g，葛根6g，藿香6g，木香3g，砂仁3g，4剂，水煎服。

三诊（10月30日）：患儿服药后诸症皆减轻，大便基本成型。继服上药2剂，患儿诸症皆消。

**按语：**《医宗金鉴》云："……乳贵有时，食贵有节，可免积滞之患，若父母过爱，乳食无度，则宿滞不消而疾成矣。"由于小儿乳食不知自节，或过食肥甘厚腻之品，损伤脾胃，小儿脾常不足，脾胃损伤不能正常运化谷物水液，水反为湿，谷反为滞，湿与滞结合久则化热，形成湿热之证。对于中焦实热证的小儿多种疾病，史纪教授常采用清热泻脾法，但中病即止，绝不过度使用苦寒药物，防止苦寒之药伤脾。

《脾胃论·卷下·饮食伤脾论》云："夫脾者行胃津液，磨胃中之谷，主五味也。胃既伤则饮食不化，口不知味，四肢倦困，心腹痞满，兀兀欲吐而恶食，或为飧泄，或为肠澼，此胃伤脾亦伤明矣。"脾为湿土，为"受湿之区"，湿邪最易伤脾，小儿"阳常有余"，湿邪容易从热而化，酿生湿热，内蕴中焦；患儿平素喜食辛辣食物，胃为燥土，喜润恶燥易患燥病，燥为阳热之邪，燥甚则热，胃热脾湿结合即为湿热。黄连温胆汤有清利湿热、宣畅气机之效，切合病机，故效如桴鼓。黄连苦寒，不可久用、多用，热候一去，则应及时调整，以运脾、醒脾之药善后，以免损伤中阳。

## （五）滋脾养胃法

**典型医案：养阴益胃汤治疗小儿厌食症**

韩某，男，8岁。

2014年7月11日初诊。

主诉：食欲不振 3 月余。

现病史：患儿 3 个多月前出现食欲不振，不愿进食，进食较少，晚上盗汗，手足心热，夜晚尤甚，大便偏干，小便偏黄。曾口服健胃消食口服液、王氏保赤丸等药，进而求助于中医，予异功散等药加减治疗，效果不佳，厌食症状逐渐加重，故求诊于史纪教授。

诊见：面黄枯槁，体型偏瘦，口唇干而少津，平素口干，厌恶进食，手足心热，大便干燥，舌质红，苔少，脉细数。

诊断：厌食症。

辨证：脾胃阴虚证。

治法：治宜滋脾养胃，佐以助运。

处方：方投养阴益胃汤加减。北沙参 10g，生山药 15g，麦冬 10g，天花粉 9g，玉竹 6g，乌梅 6g，神曲、麦芽各 10g，炒枳壳 6g，炙甘草 3g。5 剂，水煎服，日 3 次，嘱其清淡饮食。

二诊（7 月 17 日）：患儿始有食欲，盗汗减少，手足心热亦减少，大便偏干好转，继服上药 7 剂。

三诊（7 月 26 日）：患儿进食明显增多，仍有少量盗汗，手足心热消失，大便正常，舌稍红，苔白，脉细弱。继以资生健脾丸调理月余而愈。

**按语**：朱丹溪《格致余论·慈幼论》云："小儿十六岁以前，血气俱盛，如日方升，如月将圆，惟阴长不足。"小儿的生理特点是稚阴稚阳，阳常有余，阴常不足，因而阳多而阴少，阳气相对于阴偏旺。随着生活条件的逐渐提高，家长过分追求高营养，进而鼓励小儿口服高蛋白、高能量食物，且过于饱胀，加之平素嗜好辛辣之物，膏粱厚味积聚中焦，耗伤阴液而致脾胃阴虚。胃缺乏津液则不能消谷，谷不下则胃不降，故而不欲食。脾阴虚则运化失常，日久脾胃衰败，生化乏源，气血亏耗，可形成疳证及其他兼证。史纪教授尊叶天士之学说，认为厌食的病位在脾胃，临床治疗脾胃阴虚证采用甘凉柔润之药治疗，方常用养阴益胃汤加减治疗。

《诸病源候论·小儿杂病诸候·时气病后不嗜食面青候》谓："热歇之后，不嗜食而面青者，是胃内余热未尽，气满，故不嗜食也。"脾主运化，胃主受纳，为气机升降出入之重要中枢，脾气升则健运，胃气降则和顺，一升一降共同完成健运、纳食功能。若平时饮食不节，或嗜食辛辣之物，或热病之后，失于调理等，均可因耗液伤津而致脾胃阴虚。脾胃失健、失和则饮食不化，不思饮食。养阴益胃汤有滋脾养胃之效，但方中养阴益胃药多厚润滋腻，有碍脾之运化，故佐以枳壳运脾开胃，防阴柔之品呆滞气机，脾运复健，则胃纳自开。

## （六）温中祛寒法

**典型医案：附子理中汤治疗小儿滞颐**

夏某，女，3岁。

2013年10月15日初诊。

主诉：反复流口水2年余。

现病史：系早产儿，6个月时即出现流口水，未予重视，随着年龄增长，流口水症状未有缓解，严重时张口时口水即从口角溢出，每天需要换数次围脖，虽多次采用中医外治，口服益生菌、健胃消食口服液等药，仍无明显效果，经他人推荐至史纪教授处就诊。

诊见：精神萎靡，面色白少华，神疲乏力，流涎较多，涎液清稀，纳食不佳，大便偏稀，小便清长，畏寒怕冷，手足不温。舌体胖色淡，苔白腻水滑，脉沉细。

诊断：滞颐。

辨证：脾虚寒凝，饮停中焦。

治法：温中祛寒，健脾助运。

处方：方投附子理中汤加减。制附子3g（先煎），白术6g，人参3g，干姜5g，砂仁3g，藿梗3g，炙甘草3g。3剂，水煎服，1日3次，嘱家属少喂甜食。

二诊（10月19日）：精神好转，流涎有减少趋势，舌苔水滑减少，原方继进7剂。

三诊（10月27日）：流涎减少，手足较前变温，纳食增加，舌体稍胖大，苔白腻，脉沉迟。调方如下：制附子3g(先煎)，白术6g，人参3g，炮姜3g，砂仁3g，藿香3g，炙甘草3g，大枣3g，吴茱萸1g。3剂，水煎服，日3次。

四诊（10月30日）：流涎基本消失，舌淡红，苔白稍腻，大便正常，予香砂六君子汤调理善后而愈。患儿1年多来一直在史纪教授处就诊，流口水未见复发。

**按语**：《诸病源候论·小儿杂病诸候·宿食不消候》云："宿食不消，由脏气虚弱，寒气在于脾胃之间，故使谷不化也。宿谷未消，新谷又入，脾气既弱，故不能磨之，则经宿而不消也。"小儿素体中阳不足，若其母平时喜食寒凉生冷之品，儿食其乳，脾胃受寒，或患病后寒凉药物攻伐太过，冷积中脘，损伤中阳，脾胃虚寒，不能正常纳化而出现流口水、呕吐、腹痛、大便溏泄等症。史纪教授认为，脾为太阴之脏，"太阴湿土，得阳始运"，对于脾胃虚寒证，常予理中汤温运中阳，佐以醒脾、运脾之药。若脾阳虚衰日久，常累及肾阳而出现脾肾阳虚，可酌情加肉桂、附子等药振奋肾阳，肾阳为全身阴阳根本，肾阳足则全身五脏六腑阳气皆旺。

《素问·至真要大论》云："诸病水液，澄澈清冷，皆属于寒。"涎为脾之液，脾胃虚寒，寒凝中焦，脾失运化，津聚为涎而常溢口外致成是症。该患儿先天不足，后天失养，脾虚生寒，寒凝津聚而久治不愈者，乃中焦虚寒之故。史纪教授直投附子理中汤补脾而温阳，加砂仁醒脾，藿梗行气化湿与诸药益彰。2年余顽证10剂而效显。小儿易寒易热，为防药过病所，藿梗调整为藿香，且干姜易炮姜，加吴茱萸意在降浊。

## （七）健脾温肾法

**经典医案：桂附理中汤合参苓白术散治疗泄泻**

宋某，女，10个月，河南郑州市人。

2013年10月14日初诊。

主诉：腹泻20余天。

现病史：患儿20多天前出现大便次数增多，大便水样，夹杂有鸡蛋花样物，发热，呕吐，在当地医院诊断为"轮状病毒性肠炎"，予抗病毒、补液等对症治疗后，体温正常，大次数减少，但大便仍1天3～4次，稀水样，有奶瓣，口服蒙脱石冲剂、益生菌类药物，大便时有缓解而 1 天 2～3 次，遂求史纪教授诊治。

诊见：面白无华，手足不温，腹胀，按之软，纳乳不佳，大便稀水样或稀糊状。舌质淡白，苔白腻，指纹淡。

诊断：泄泻。

辨证：脾虚失运，肾阳虚弱。

治法：健脾温肾，燥湿止泻。

处方：桂附理中汤合参苓白术散加减。制附子 3g，干姜 1.5g，肉桂 0.5g，党参 6g，茯苓、白术各 7.5g，桔梗 0.5g，陈皮 3g，山药 5g，薏苡仁 3g，砂仁 1.5g，炙甘草 1.5g。4 剂，1 日 1 剂，水煎服，1 日 3 次。

二诊：大便 1 日 2～3 次，较前成形糊状，纳乳增加，手足变温，药已中的，效不更方，继续 3 剂。

三诊：大便次数为 1 日 1 次，糊状，余无异常，守法再调。处方：白术 8g，茯苓 8g，党参 6g，制附子 3g，炮干姜 2g，砂仁 1.5g，炙甘草 1.5g。3 剂，1 日 1 剂，水煎服。3 剂而诸症皆失，随访月余病情未再反复。

**按语**：史纪教授继承了万全小儿五脏虚实不足论之学术思想，认为脾肾在小儿的生长发育中具有重要作用，小儿脏腑娇嫩，气血未充，脾胃运化能力差，若因感寒、饮食不节等原因，均可引起运化功能失常，导致呕吐、腹泻，严重者形成迁延性腹泻、生长发育不良等疾病，且导致肾阳虚衰，形成脾肾阳虚之证。小儿肾阳不足，易生内寒，脾虚则湿盛，脾肾阳虚，不能正常蒸腾气化寒湿，下注于大肠而腹泻不止。史纪教授结合小儿"脾常不足""肾阳常虚"理论，认为小儿迁延性腹泻的病位在脾肾，基本病机是脾虚湿盛和肾阳不足。因此，史纪教授治疗小儿迁延性腹泻常采用温肾健脾法、燥湿止泻为其治疗法则，恢复脾主运化、肾主温煦的生理功能则腹泻自止。

## 二、史纪教授从肝论治四法

史纪教授认为"肝常有余"反映了小儿特有的生理、病理特点，临床遣方用药时，要始终把握儿小儿的生理特点，同时还要注意肝脏"体阴而用阳"的特点，刚柔并济，补虚泻实，使肝气始终保持通畅调达，勿妄伐生生之气而使充盛有余的蓬勃生机受戕，故《内经》中关于治肝之法云："以敛为泄，以酸泄之；以散为补，以辛散之。"史纪教授在治疗小儿常见疾病及疑难疾病，常采用从肝论治法治疗，并提出了"肺病治肝"的学术思想。

### （一）清热凉肝法

**典型医案：小柴胡汤治疗外感发热**

秦某，男，4 岁。

2013 年 3 月 25 日初诊。

主诉：发热呕吐 2 天。

现病史：患儿 2 天前出现发热，无咳嗽等，纳食不佳，呕吐，呕吐物为容物，大便偏干。在外院治疗，考虑为积滞发热，查血象提示细菌性感染，予头孢克肟及健胃消食药物治疗，患儿呕吐减少，发热渐高，因患儿既往反复高热惊厥病史，家属焦虑不安，求诊于史纪教授。

诊见：患儿发热，最高体温 39.7℃，呕吐，喝水即吐，无咳嗽、流涕等，纳食差，腹胀，大便干，小便偏黄，舌稍红，苔白厚腻，脉浮数。

诊断：呕吐。

辨证：乳食积滞，郁而化热。

治法：和解少阳，消积导滞。

处方：方投小柴胡汤加减。柴胡 12g，黄芩 9g，清半夏 9g，党参 10g，钩藤 6g，炒莱菔子 9g，炒决明子 9g，炙甘草 3g，生姜 3 片，大枣 4 枚。2 剂，水煎服，1 日 1 剂，1 剂药物分 4～5 次服完。羚羊角粉，1 次 0.2g，水冲服，1 日 3 次。

二诊（3 月 28 日）：服上方 1 剂后，患儿体温较前下降，发热次数减少，呕吐基本消失，2 剂服完后，患儿未再发热，大便正常，仍纳食不佳，舌稍红，苔白厚腻，脉滑稍数。继以保和丸调理而愈。

**按语：** 清·林珮琴在《类证治裁》中谓："上升之气，皆从肝出。"小儿"肝常有余"，若外感六淫、时邪，或内伤乳食，多从热化而引动肝风。肝为足厥阴风木之脏，喜条达恶抑郁，主风、主动，若感受外邪，肝失疏泄，肝气郁而化火，耗损阴液，易化热化火，阳亢生风，出现高热、抽搐等。史纪教授临床治疗高热患儿，常用小柴胡汤加减治疗，在辨证论治的同时，酌情加入清热凉肝之药。若外感发热，尤其是有高热惊厥的患儿，加用羚羊角、钩藤；合并乳食积滞、大便干结，在健脾消积基础上加用决明子。经过多年临床实践，运用此法治疗小儿外感发热退热迅速，且可以防止热盛动风。

《伤寒论》云："呕而发热，小柴胡汤主之。"小儿脏腑娇嫩，五脏六腑成而未全，患病后易寒易热，易虚易实，故采用单纯汗、下之法，皆可引起疾病向相反的一端变化。《易简方》云："柴胡汤，小儿温热悉能治疗。"小柴胡汤为和解之剂、解热良方，采用和法治疗更符合小儿生理、病理特点。本证患儿发热、呕吐症状符合小柴胡汤证之表现，故投之一剂知，二剂已，同时防止热盛动风，加用羚羊角、钩藤。

## （二）泄肝和胃法

**典型医案：柴胡疏肝散治疗小儿胃脘痛**

曹某，女，12 岁。

2014 年 3 月 16 日初诊。

主诉：反复胃脘部疼痛 2 月余。

现病史：2 月多前患儿因与父母拌嘴后出现胃脘部胀痛，情绪激动时疼痛加重，纳食减少，有时嗳气，大便偏干，在外院诊断为胃炎，予口服奥美拉唑等药，胃痛时轻时重，经他人推荐，就诊于史纪教授。

诊见：胃脘部胀痛，嗳气后痛减，脾气急躁易怒，纳食不佳，大便偏干，舌淡红，苔白腻，脉弦细。

诊断：胃脘痛。

辨证：肝胃不和，胃失和降。

治法：疏肝理气，和胃止痛。

处方：方投柴胡疏肝散加减。醋柴胡 9g，枳壳 10g，白芍 12g，香附 6g，延胡索 6g，佛手 6g，炒莱菔子 10g，旋覆花 5g，炙甘草 3g。3 剂，水煎服，1 日 1 剂。

二诊（3 月 19 日）：患儿胃痛减轻，纳食改善，大便稍干，原方再进 5 剂。

三诊（3 月 25 日）：患儿诸症皆消失，以异功散加减善后，随访 1 年未再反复。

**按语：**《沈氏尊生书·胃痛》中云："胃痛，邪干胃脘病也……唯肝气相乘尤甚，以木性暴，且正克也。"胃脘痛是小儿常见的疾病之一，病位虽然在胃，但与肝密切相关。史纪教授常教导我们，小儿肝常有余是在生理上相对肝气偏旺，食物入胃，有赖于生理之肝有余疏泄，如此水谷乃化。若有余超过生理界限，则亢而为害，易出现肝木乘脾犯胃之证，脾胃不能运输水谷，水谷精微输布无节而致中满之症。史纪教授发现小儿胃脘痛以肝胃不和证居多，常采用柴胡疏肝散治疗小儿胃脘痛。

《内经》云："木郁达之。"叶天士又云："凡醒胃必先制肝。"肝主疏泄，胃主受纳，肝与胃生理上相互促进，病理上相互影响。肝的疏泄有助于胃气的下降而调节其受纳功能，反之若肝失疏泄，横逆犯胃，胃失和降，可出现嗳气、胃痛、纳呆、腹胀等症。胃脘痛的患儿平时多见情绪急躁易怒，柴胡疏肝散可以肝胃同治，肝得以疏泄，脾得以运化，肝脾相调，脾胃功能才会正常运转。

### （三）培土平木法

**典型医案：抑肝散加减治疗小儿多发性抽动症**

张某，男，8岁。

2014年初诊。

主诉：反复眨眼、清嗓子1年。

现病史：患儿1年前出现清嗓子，继而眼睛频繁眨动，在当地医院诊断为"多发性抽动症"，口服硫必利等药治疗，症状时轻时重。

诊见：频繁眨眼，时有清嗓子，偶有面部肌肉抽动，面色黄，易发脾气，纳食一般，大便稀溏。舌淡红，苔白腻，脉弦细。

中医诊断：慢惊风。

辨证：脾虚肝亢。

西医诊断：多发性抽动症。

治法：健脾化痰，平肝息风。

处方：抑肝散加味。柴胡6g，炒枳壳6g，白芍10g，白术10g，茯苓15g，当归6g，川芎6g，钩藤10g，僵蚕6g，炙甘草6g。15剂，中药配方颗粒剂，1日1剂。

二诊（11月28日）：患儿眨眼、清嗓子均减轻，面部抽动消失，出现点头症状，加葛根10g，继服30剂。

三诊（12月30日）：清嗓子减轻，偶有眨眼，点头症状消失，喉间有痰，处方去葛根，加苏子10g，再进30剂，患儿诸症皆除。继以六君子汤巩固治疗，调理脾胃，同时杜再生之源。

**按语**：万全在《幼科发挥》中云："肝常有余、脾常不足者，此却是本脏之气也。"《内经》云："土疏泄，苍气达。"肝主疏泄，有调畅气机之功，而脾胃的运化功能表现为脾胃之气的升降平衡，故肝疏泄功能正常，是脾胃能正常维持纳化功能的一个重要条件。小儿脏腑娇嫩，脾常不足，若饮食不节或他病影响，脾胃虚弱，肝相对有余过亢，肝木乘脾而出现肝脾不调证。对于肝脾不调证，史纪教授常采用培土平木法治疗，方用抑肝散加减。

《古今医统大全》曰："脾土虚弱，肝木乘之，故筋挛而作搐。"患儿素体脾胃虚弱，致痰湿内生，阻滞气机，气机升降失常郁而化热，引动肝风，出现抽动症状。"风善行而数变"，故抽动时轻时重。抑肝散方中白术、茯苓健运脾胃，脾胃健则正常运化水湿，水湿正常循行，痰无以为生也；柴胡、枳壳、白芍为四逆散，可疏肝理气，气行则津也行；肝为藏血之脏，为郁热所伤则阴血不足故用当归、川芎养肝血、润肝燥；钩藤、僵蚕平抑肝上亢之阳。诸药共奏健脾化痰、平肝息风之功。

## （四）清金平木法

肖某，男，6岁。

2014年9月15日初诊。

主诉：反复咳嗽5个月。

现病史：患儿5个月前出现发热，咳嗽，查胸片提示支气管炎，诊断为"急性支气管炎"，予口服头孢克肟片及止咳化痰药物，患儿热退，仍反复咳嗽，又予口服阿奇霉素颗粒及孟鲁司特钠片，患儿咳嗽减轻，但仍有早晚咳嗽，活动后咳嗽加重。

诊见：早晚咳嗽，痰少，活动后咳嗽加剧，多大不安，易发怒，纳食不佳，大便偏干，舌质偏红，苔稍黄，脉弦数。

诊断：咳嗽。

辨证：肝郁化火，木火刑金。

治法：行气解郁，清肺止咳。

处方：定风散（史纪教授经验方）加减。柴胡6g，白芍12g，炒枳壳10g，当归6g，钩藤9g，僵蚕6g，芦根10g，浙贝母6g，甘草3g。4剂，水煎服，1日1剂。

二诊（9月20日）：患儿咳嗽减轻，尤其是活动后咳嗽基本消失，药已中的，效不更方，继服3剂而痊愈。

按语：肺为华盖，主一身之气，以清肃下降为顺；肝主疏泄，可调节人体气机；肝升肺降，是调节人体气机升降运动的关键之一。二者在生理上相互依赖，在病理上亦相互影响。若肝失疏泄，气郁化火，肺金被灼，肺宣肃失常而出现木火刑金之证；反之若肺肃降失常，影响至肝，肝失条达，则气机升降失常。史纪教授在"五脏六腑皆令人咳"理论指导下，提出了"肺病治肝"治疗咳嗽变异性哮喘的观点，自拟定风散治疗咳嗽变异性哮喘及属于肝咳之证的咳嗽，经过多年临床实践，取得了非常好的疗效。

《素问·咳论》云："五脏六腑皆令人咳，非独肺也。"小儿脾常不足，健运失司，水湿不能正常循布，聚而为痰，痰湿蕴于肺脏，肺失宣肃而咳嗽不已。小儿又肝常有余，肝疏泄失常则气机郁滞，肺主一身之气，气机郁滞则肺气宣降无序而反复咳嗽不已。且肝为肝脏，结合患儿活动后咳嗽加重，考虑与其气道高反应性有关。定风散切中咳嗽病机，故投之效果迅捷，即"见咳不治咳而咳自止也"。

### 三、史纪教授采用六经辨治小儿咳嗽

史纪教授常说，小儿五脏六腑成而不全，脾常不足，经方方小量少，不伤脾胃之气，正好方便小儿服用，若临床方证相符，可首先考虑经方治疗。咳嗽是小儿常见的疾病之一，按病因分为外感和内伤咳嗽，历代医家及目前中医儿科学教科书多采用脏腑辨证，再辨证候虚实、寒热。史纪教授认为《伤寒论》的六经辨证和脏腑辨证可以并行不悖，无论外感咳嗽还是内伤咳嗽，皆可运用六经辨证进行治疗。

#### （一）太阳病证咳嗽

**典型医案：桂枝加厚朴杏子汤治疗太阳证咳嗽**

段某，男，6岁。

2014年3月12日初诊。

主诉：反复咳嗽3天。

现病史：3天受凉后出现流涕，咳嗽，常自汗出，平素体质较差，家属一见其咳嗽，即口服蒲地蓝消炎口服液、小儿定喘口服液等药物，效果不佳，而就诊于史纪教授。

诊见：面色偏白，形态偏瘦，肌肤白，流清涕，咳嗽，

有痰，纳食不佳，大便偏干，舌淡红，苔白腻，脉浮。

诊断：咳嗽。

辨证：太阳表虚证。

治法：调和营卫，化痰止咳。

处方：方投桂枝加厚朴杏子汤加减。桂枝 9g，白芍 9g，姜厚朴 6g，杏仁 6g，苏子 6g，炙甘草 6g，生姜 3 片，大枣 5 枚。3 剂，日 1 剂，嘱将息法如桂枝汤。

二诊（3 月 15 日）：患儿流涕基本无，咳嗽减少，痰多，大便正常。桂枝 6g，炒白芍 6g，干姜 3g，苏子 6g，炒莱菔子 6g，紫菀 6g，炙甘草 3g。3 剂，日 1 剂，水煎服。

三诊（3 月 18 日）：药后咳嗽痊愈，但仍有自汗出，为防复发，以玉屏风散加减善后 1 个月，随访患儿体质较前明显增强。

**按语**：太阳病是表阳证，多见肺病，故常见恶寒发热，流涕，咳嗽等症状。太阳主表，是三阳的表病，外邪入侵，太阳首当其冲，然后外邪由外向内而向其他五经传变；肺为五脏六腑之华盖，其位最高，外邪必由肺而自上向下侵袭他脏，故太阳与肺关系密切。《伤寒论》中太阳病从肺论治的条文有 32 条：其中表虚兼喘者 16 条，表实兼咳者 9 条，汗下失宜兼痰饮致结胸者 6 条，其他 1 条。史纪教授通过临床观察发现，太阳病表实证少见咳嗽，而汗出、恶风之太阳表虚证咳嗽较为多见，表证兼有湿邪的麻杏苡甘汤证咳嗽临床散见。仲景云："喘家作，桂枝加厚朴杏子佳。"史纪教授临床治疗小儿咳嗽、支气管哮喘，凡辨证为太阳表虚证，常加减治之。桂枝汤本为解肌，治疗发热、汗出之表虚证，然本例患儿咳嗽为饮邪在里、表证在外，表里不通而作，故予桂枝加厚朴杏子汤。桂枝加厚朴、杏子汤中，桂枝可以调和营卫；厚朴可去脾脏之湿，湿去则饮消；杏仁则有肃降上逆肺气之功。

### （二）阳明病证咳嗽

**典型医案：** 大柴胡汤治疗咳嗽阳明证咳嗽

黄某，男，10 岁。

2014 年 6 月 22 日初诊。

主诉：反复咳嗽 3 月余。

现病史：患儿平素喜食辛辣食物，曾多次扁桃体发炎史，其母诉患儿大便干结即为患病前预兆之一。近 3 月来反复咳嗽，5 天前咳嗽加重，下午、晚上咳嗽甚，遇热咳嗽加重，有痰，口干，大便干。曾口服清肺热中药，小儿消积止咳口服液等，效果不佳，求诊于史纪教授。

诊见：咳嗽，黄痰，咳嗽下午、晚上加重，口干，大便干结，晚上睡眠不佳，舌红，苔白厚，脉滑。

诊断：咳嗽。

辨证：少阳阳明合病。

治法：行气导滞，化痰止咳。

处方：方投大柴胡汤合桃核承气汤加减。柴胡 12g、法半夏 9g，白芍 9g，黄芩 9g，炒枳实 6g，桃仁 9g，桂枝 6g，冬瓜子 9g，丹皮 6g，大黄 6g，生姜 3 片，大枣 5 枚。3 剂，1 日 1 剂，水煎服，分 3 次服。

二诊（6月25日）：患儿咳嗽明显减轻，黄痰减少，大便偏稀，晚上睡眠改善。守上方去冬瓜子、大黄，加瓜蒌9g，继续服3剂。

三诊（6月28日）：患儿病情基本痊愈，偶有咳嗽，余症皆除，继以调理而愈。

**按语：**《伤寒论》谓："阳明之为病，胃家实是也。"胃与大肠属阳，皆属于六腑，阳气强盛，故其最易化热。小儿阳常有余，若内生饮食，胃肠积热，腑气不通降，外感六淫之后，容易生火生痰，痰遏肺气不能肃降，则肺气上逆而咳嗽。阳明病证的治疗常采用白虎汤和诸承气汤加减。单纯阳明证之咳嗽较少见，多为合病而发，若合并太阳，麻杏石甘汤治之；若少阳合病，史纪教授多采用大柴胡汤加减治疗。

史纪教授常说，用药如用兵，若为实邪，当急攻之，切不可缓缓徐下，峻攻之药，中病即止，继以常药和之。本证患儿辨证属少阳阳明合病，以阳明热结为主，当急以攻下热结，通腑降气，故投大柴胡汤。患儿症状既不为外感所诱发，又无痰饮证候，加之多夜晚加重，属于瘀血病证，合用桃核承气汤，既可活血化瘀，又可通腑泄热。二方合用，气机顺畅调达，胃有下降之顺，肺恢复肃降之能，气血调和，瘀血渐化，则诸症皆除。

## （三）少阳病证咳嗽

**典型医案：小柴胡汤治疗少阳证咳嗽**

典某，女，8岁。

2013 年 11 月 6 日初诊。

主诉：反复咳嗽 1 月余。

现病史：患儿 1 月多前出现发热，咳嗽，恶寒，经治疗后体温正常，咳嗽缓解不佳，曾口服头孢、阿奇霉素等药，咳嗽仍未有缓解。

诊见：精神萎靡，咳嗽频繁，痰少，白痰，口干，不思饮食，二便尚可，舌质红，苔白腻，脉弦细。血常规、病原学检查正常。

诊断：咳嗽。

辨证：邪郁少阳，郁阻肺络。

治法：和解表里，运湿止咳。

处方：方药投小柴胡汤加减。柴胡 10g，半夏 6g，黄芩 9g，党参 10g，干姜 5g，细辛 3g，五味子 6g，款冬花 10g，炙甘草 6g。3 剂，1 日 1 剂，水煎服，服药期间忌食辛辣、生冷、油腻之品。

二诊（11 月 29 日）：患儿服 1 剂药后精神好转，咳嗽明显减轻，纳食好转，3 剂药服用咳嗽十分去之八分，继服 3 剂而愈。

**按语**：小柴胡汤是少阳证的代表方，方后加减法云若咳者，去人参、大枣、生姜，加五味子、干姜，历代医家皆有运用小柴胡汤加减治疗验案，运用本方治疗咳嗽早有记载。《苏沈良方》中曾记载有"元祐二年，时行无少长皆咳，服小柴胡汤加减皆愈"。史纪教授临床发现，咳嗽少阳证多见，常运用小柴胡汤治疗急慢性支气管炎、咳嗽变异性哮喘等疾病，均取得了较好疗效。若合并太阳病证，常合用桂枝汤加减通利三焦、外解在外之表。若邪气由少阳内传阳明，大热、大渴、大汗出、脉洪大，则合用白虎汤；若见咳嗽，咽痒，痰多，则合用半夏厚朴汤加减治疗。

小柴胡汤之主证，医书每将《伤寒论》中"寒热往来，胸胁苦满，嘿嘿不欲饮食，心烦喜呕"称为小柴胡汤之"四大主证"。将"口苦、咽干、目眩"二三症称为"提纲证"。《伤寒论》原文又有"有柴胡证，但见一证便是，不必悉具"之文，其中咳是小柴胡汤的主治证之一。《素问·咳论》提出"五脏六腑皆令人咳，非独肺也。"该患儿外感风寒1周未愈，邪郁少阳，而气机不畅，精神萎靡，不思饮食，犯肺气作咳。故用小柴胡汤和解少阳，加干姜、五味子等化饮止咳而愈。

### （四）太阴病证咳嗽

**典型医案：苓甘五味姜辛汤治疗太阴证咳嗽**

高某，女，7岁。

2014年2月25日初诊。

主诉：咳嗽半月余。

现病史：患儿反复咳嗽、有痰半月余，曾口服头孢、阿奇霉素等药无效，后口服止嗽散加减治疗，咳嗽无明显好转而求史纪教授诊治。

诊见：咳嗽，痰多，咽痒，口干，纳食不佳，二便正常，舌淡红，苔白腻，脉沉细，两肺听诊无异常。

诊断：咳嗽。

辨证：寒饮郁肺，肺气失宣。

治法：温化痰饮，化痰止咳。

处方：苓甘五味加姜辛半夏杏仁汤加减。干姜 6g，细辛 3g，姜半夏 6g，五味子 6g，茯苓 12g，杏仁 9g，桔梗 9g，炙甘草 3g。3 剂，1 日 1 剂，水煎服。

二诊（2 月 28 日）：患儿服用 1 剂后咳嗽、咽痒即减轻，3 剂后咳嗽大减，药已中的，上方继服 4 剂，咳嗽等症状消失。

**按语**：太阴病是里阴证，病位在里，病性属寒，为寒饮内生，故太阴证咳嗽多伴见咳痰，白痰或泡沫痰。慢性支气管炎患儿多伴随食后腹胀、大便溏泄、口不渴、手足不温等症，史纪教授常采用四君子汤、六君子汤、理中汤、苓甘五味姜辛夏汤等方治疗。慢性咳嗽患儿临床多见太阳太阴证，病因病机为中焦里虚寒饮内结，复感外邪，形成外邪里饮之证，代表方如射干麻黄汤、小青龙汤、半夏厚朴汤、厚朴麻黄汤等。若饮郁化热，张锡纯云："若遇证之觉热，或脉象有热者，则必加生石膏两许或一两强。"

患儿咳嗽，苔白腻，脉沉细为痰饮之症。患儿素体脾胃虚弱，痰饮内生，阻滞肺络，肺失宣降而咳嗽不已；咽痒、干咳是痰饮阻滞，津液不能上承所致，故《金匮要略·痰饮咳嗽病脉证治》曰："病痰饮者，当以温药和之。"苓甘五味姜辛夏仁汤可温阳化饮，治疗寒痰水饮停留于肺所引起的咳逆喘满之证，方切病机，故咳止痰消，诸症消失。

## （五）少阴病证咳嗽

**典型医案：麻黄细辛附子汤治疗少阴证咳嗽**

肖某，男，4岁。

2014年11月26日初诊。

主诉：咳嗽流涕、喑哑3天。

现病史：患儿3天因晚上受凉出现流清涕，咳嗽，音哑，自诉嗓子疼痛，经就近医院诊断为"急性咽炎"，口服小儿咽扁颗粒、板蓝根颗粒2天，病情未见缓解，咳嗽较前加重，痰少，自行口服阿莫西林颗粒1天，效果不佳而就诊。

诊见：精神不佳，流清涕，咳嗽，痰少，音哑，咽痛，手足不温，纳食不佳，二便可。察其面色白，咽不红，舌淡红，苔白腻水滑，脉沉细。

诊断：咳嗽。

辨证：阳虚寒盛，邪犯少阴。

治法：温肾散寒，宣肺开音。

处方：麻黄细辛附子汤加味。处方：麻黄3g，细辛2g，制附子3g，桔梗6g，蝉蜕6g，炙甘草3g，中药配方颗粒剂。2剂，1日1剂，分3次冲服。

二诊（11月28日）：患儿服用1剂后，流涕、咽痛、咳嗽好转，2剂诸症明显减轻，音开哑消，咳嗽基本消失，守上方继服1剂，诸症皆失。

**按语：**少阴病为里虚寒证，其形成或来自传经之邪，或心肾阴虚，外邪直中，或汗下太过，内夺肾阴。邪犯少阴，既可从阴化寒，又可从阳化热，但就伤寒而言，阳虚的寒证占主要地位。少阴病常合并太阳证，而出现太阳太阴证。但究其咳嗽而言，有从外而入者，有从内而出者。无论其外入或内出，皆可按六经辨证治疗。史纪教授常采用麻黄细辛附子汤治疗少阴证咳嗽，温阳化饮，不治肺而肺之病自愈，不止咳而咳嗽自平。

《内经》云："足少阴之脉，起于小趾之下……入肺中，循喉咙，挟舌本。"风寒之邪袭于皮毛，刑于肺脏而肺病，肺病不能宣发肃降而咳嗽，声由气而发，肺病则气夺，声音之户闭则哑。风寒之邪闭阻少阴经脉，又因误服寒凉之药而肾阳受损，肾为声音之根，肾虚则喑。故当以开宣肺气、温肾散寒为要，方投麻黄细辛附子汤。有研究表明，麻黄细辛附子汤可以治疗阳虚外感证。麻黄透散风寒表邪；细辛温肺化饮，可宣通肺气；附子温通真阳；桔梗、蝉蜕宣肺开音；炙甘草调和诸药，1剂症减，2剂音开，咳嗽明显减轻，3剂而愈，可谓效捷也。

## （六）厥阴病证咳嗽

**典型医案：乌梅丸治疗厥阴证咳嗽**

花某，男，10岁。

2013年10月22日初诊。

主诉：反复咳嗽3年，加重2月余。

现病史：3年多前患儿受凉后咳嗽，经采用中药配合孟鲁司特钠片等药治疗后咳嗽好转。但每年秋冬季好发咳嗽，反复发作，迁延难愈，采用吸入激素治疗，仍效果不佳。2 个月前再次出现咳嗽，经中西药治疗，咳嗽时轻时重，今为求进一步诊治，求诊于史纪教授。

诊见：咳嗽，多为受凉或夜间 1～2 点咳嗽为主，黄痰，平时畏寒怕冷，手足不温，纳食不佳，口干，大便偏稀，小便清长。舌边红，苔白腻，脉弦细。

诊断：咳嗽。

辨证：上焦郁热，下焦虚寒。

治法：清上温下。

处方：乌梅丸改汤剂加味。乌梅 15g，党参 12g，附片 6g（另包，先煎），细辛 3g，干姜 6g，桂枝 6g，黄连 3g，黄柏 5g，小通草 3g，当归 6g，川椒 3g，苏子 10g。3 剂，1 日 1 剂，水煎服。

二诊（10 月 25 日）：患儿咳嗽较前减轻，大便较前成形，继服上药 4 剂，患儿诸症皆除，随访患儿约 1 年未再反复咳嗽。

**按语**：《伤寒论》中厥阴的提纲："消渴，气上撞心，心中疼热，饥而不欲食，食则吐蛔，下之利不止。"其主方为乌梅丸，主方用药特点是酸苦辛甘。以方测证，厥阴主证基础为阴阳错杂，主导是肝风内动，治疗用药当谨守此机而立法。史纪教授常说，厥阴病证治是六经辨证理论体系中最为复杂难辨的部分，其病情复杂，多表现为上热下寒、寒热错杂，因此治疗需要考虑寒热虚实，同时不忘敛肝息风。史纪教授临床凡遇到慢性咳嗽、反复支气管哮喘之患儿，临床常采用乌梅丸加减治疗。

临床上常见慢性咳嗽的患儿以夜间 1~3 点最为多见，此时为丑时，当为肝、胆经气血旺盛之时，肝气犯肺而出现反复咳嗽。咳嗽表现为寒热错杂之候，即为乌梅丸之方证。本例患儿反复咳嗽，寒饮内伏，损伤肾阳，饮邪上犯肺脏，饮邪郁而化热，则出现寒热错杂、虚实相兼之证，病在厥阴，采用寒温并用之法，故乌梅丸加减治之，效如桴鼓。

## 四、从肝论治咳嗽变异性哮喘

**典型医案**

黄某，女，8 岁。

2014 年 12 月 10 日初诊。

主诉：反复咳嗽 2 月余。

现病史：患儿 2 月前因受凉后出现流涕、咳嗽，在外院诊断为支气管炎，予口服抗生素等对症治疗，流涕消失，咳嗽减轻，但一直未愈，之后采用阿奇霉素、顺尔宁等治疗，咳嗽缓解不佳，故求诊于史纪教授。

诊见：咳嗽，早晚咳嗽，白痰，咽痒，情绪低落，沉默寡言，与人交流少，纳食欠佳，二便正常。舌稍红，苔白厚，脉弦滑。

中医诊断：咳嗽。

西医诊断：咳嗽变异性哮喘。

中医辨证：肝气郁滞，痰阻肺络。

治法：疏肝解郁，行气化痰。

处方：定风散合半夏厚朴汤加减。柴胡 9g，白芍 12g，全蝎 3g，炒枳壳 10g，当归 10g，僵蚕 9g，钩藤 9g，厚朴 6g，半夏 12g，苏子 10g，甘草 6g。3 剂，水煎服，1 日 3 次。

二诊（12 月 16 日）：患儿咳嗽减轻多半，痰较前增多，纳食较前改善，舌脉象同前。药已中的，守法守方，加炒莱菔子 10g，继服 5 剂。

三诊（12 月 22 日）：患儿咳嗽基本消失，仍喉间有痰，纳食仍稍差，舌淡红，苔白，中间厚腻，脉沉细。药用六君子汤加减：法半夏 9g，陈皮 9g，白术 10g，党参 6g，茯苓 15g，苏子 10g，炒莱菔子 10g，神曲 10g，麦芽 10g。6 剂，服完后，患儿诸症皆除，随访 1 年未见反复。

**按语**：明·赵献可《医贯》云："七情内伤，郁而生痰。"肝气郁结，气机阻滞，津液不能正常运行，聚而为痰，气与痰结，循经上犯于咽喉，出现咽痒、咳嗽。肝气郁滞不达，或气滞转化为横逆，必犯中土，影响脾胃之功能。"脾为生痰之源"，脾虚不能正常运化水湿，痰饮内生，故投六君子汤健脾化痰，同时防止土虚木亢，杜绝肝风再起。


李某，男，6 岁。

2014 年 06 月 21 日初诊。

主诉：反复咳嗽 1 月余。

现病史：患儿 1 月余出现咳嗽，在诊所按感冒对症治疗后咳嗽反而加重，阵发性剧咳，多于夜间发作，在外院考虑为支气管炎，采用头孢类抗生素及止咳类药物治疗，之后采用中药止嗽散等加减治疗，皆不效，故求诊于史纪教授。

诊见：神志清，左腮色赤，阵发性剧咳，多于夜间咳嗽，咳后吐出白色黏痰，脾气急躁，舌边尖红，苔黄腻，脉弦数。

中医诊断：咳嗽。

西医诊断：咳嗽变异性哮喘。

中医辨证：木火刑金，痰热郁肺。

治法：清肝泻火，化痰止咳。

处方：定风散合黛蛤散加减。柴胡6g，白芍10g，炒枳壳6g，当归10g，僵蚕9g，钩藤12g，胆南星3g，青黛2g，海蛤壳10g，甘草3g。3剂，水煎服，分3次服。

二诊（6月24日）：患儿服1剂后咳嗽即减轻，3剂后咳嗽大减，面色赤消失，原方再进3剂而愈。

按语：该患儿咳嗽月余，久治不愈，史纪教授在望诊中指出该患儿左腮发赤的特征，说明了病位虽在肺而病机则为若肝气升发太过，肝阳上逆，生风化火，灼伤肺金，烁津为痰，痰热郁肺，气机不降上逆而致咳嗽。故投定风散合黛蛤散清肝泻火，化痰止咳而愈，实得益于面部望诊提示的病因病机而相应用药。对史纪教授"肺病治肝"治疗咳嗽变异性哮喘学术经验的继承与创新。清代医家尤在泾云："干咳无痰，久久不愈，非肺本病，乃肝木撞肺也。"小儿肝常有余，肺常虚，二者常相因为病，且小儿咳嗽变异性哮喘的发作有明显的季节性，一般多发于春季，而春季在五脏归属上对应于肝，在六气上对应于风，所以肝肺功能失调，则春季多发咳喘。肝属木，木性在气机上表现为上升，若无肺气的收敛之性进行克制，则肝气易过升，化风生变。故《万病回春》谓："自古咳嗽十八般，唯有邪气入于肝。"史纪教授依据中医传统理论"五脏六腑皆能令人咳，非独肺也"，结合咳嗽变异性哮喘患儿往往情绪易激动，活动过多，发作往往因情绪激动而诱发的临床表现，而病理生理表现为气道高反应性，中医学认为"肝主疏泄""肝为刚脏"，与人体的气机运行和情志变化密切相关，考虑本病的发生与肝有密切的关系，提出"肺病治肝"治疗咳嗽变异性哮喘的学术思想。史纪教授认识到小儿咳嗽变异性哮喘的病机关键是肝郁，提出了从肝论治的治疗法则，用药多采用疏肝、平肝、柔肝之品，同时注重风药的应用。

# 第四章　弟子心悟

## 第一节　史纪教授运用温邪致病理论辨治
## 儿童支原体肺炎经验

　　支原体肺炎是小儿各类肺炎中一种较难治、病程长、恢复慢的类型。其发病率呈逐年增加态势，文献报道约占社区获得性肺炎 10% ～ 40%，其中 3 ～ 15 岁儿童占 7% ～ 30%。史纪教授认为，支原体感染的发生有几个特点：①有明显的季节性：春秋季较高发。②有很强的传染性：可以在家庭、社区、学校或某一地域内出现传播流行，一般 3 ～ 5 年可流行一次。③重症发热快、热势重、病程长、变证多，可出现多脏器的受累或衰竭。④发病情况多样：如咳嗽、喘憋、肺闭、过敏。⑤治疗难度大：常规用药常常不易控制，按中医肺炎喘嗽论治的传统方法，疗效欠佳。⑥病愈后又常易复发：即对支原体这个邪毒易感性、反复性强。基于以上情况，史纪教授认为：支原体感染引起的病证当属于温病类范畴，从温邪论治的角度去处理，疗效好、见效快、变证少。支原体肺炎的发病病机转化也较符合温病的传化规律，尤其是重症支原体肺炎，显现出营血方面的证候，从营血入手可较快转变病情危象。

　　《温病条辨》认为：风温者，初春阳气始开，厥阴行令，风夹温也。《温热经纬》认为：春月风邪用事，冬初其暖多风，故风温之病多见于此。《黄帝内经》云："冬伤于寒，春必温病。"《时病论》又言："风温者，亦由冬受微寒，至春感风而触发。"此为六淫邪气潜伏于里、春季乃发，与支原体肺炎具有潜伏期特点相符。《幼科要略》曰："春月暴暖忽冷，先受温邪，继为冷束，咳嗽痰喘最多……轻为咳，重为喘，喘急则鼻掀胸挺。"其论述符合支原体肺炎阵咳喘憋症状，且与温病、温邪上受、发病途径一致。起病急骤、热像显著、症状严重是支原体肺炎的典型特点，此特点与"温邪则热变最速"理论颇为相似，且本病进展中易出现干咳无痰、口鼻干燥等化燥伤阴征象，正合《温病合编》"风温为阳邪，最易伤阴"的观点，加之支原体肺炎病情进展迅速、并发证多见，恰与温邪易于传变相符。古代医籍虽无支原体肺炎明确记载，但依据温邪致病的理论，结合支原体肺炎的发病特点、证候要素、演变规律及西医学对本病的认识，符合"温病"范畴。

温邪上受，初犯肺卫，肺卫郁痹，宣降失司，出现发热、头痛、微恶风寒、咳嗽、舌红苔薄白、脉浮等肺卫表证，因肺气不通、热渐内郁，又温邪化热最速，故微恶风寒转瞬即逝，身热渐重，咳嗽加剧，口渴即现，此为支原体肺炎初期之证。史纪教授认为此阶段治疗当承温邪为阳，则宜轻散，治上焦如羽，以清透为要，兼以先证而治、截断扭转，临证以桑菊饮合宣痹汤加减治疗。

桑菊饮、宣痹汤系《温病条辨》清透之经典方剂，主治风温犯肺、温湿郁肺证，组方精妙，自不赘述。桑菊饮重在辛凉透散，方中芦根佐治温邪伤津之虑；宣痹汤宣畅郁痹之肺气，且兼顾祛除温邪化湿之功。温邪初犯、化热已始，主张先证而治、截断扭转，以防邪热入气难治，常在上方中加入黄芩、大青叶、僵蚕、蝉蜕。黄芩清肺止咳，兼顾清化温邪湿热；大青叶苦寒，能清热解毒，凉血止血，又专主温邪热病，合黄芩、桑菊饮中连翘以清热解毒，防邪由卫入气。僵蚕、蝉蜕入肝肺经，前者功擅息风止痉，解毒散结，后者专主清热透邪，利咽解痉，二者相合可清热透邪，息风止痉，以防温邪逆传心包之变。四药共奏清热解毒、透邪通络、先证而治、截断扭转之效。

上受温邪或内潜伏邪，迅速从纯阳、化热，邪炽于里，结成窠囊，盘踞脾肺连络之间，邪毒壅肺，灼伤肺金，呈现高热持续、阵咳喘憋、嗽而咯血、口渴无汗等一派危重征象，此为支原体肺炎极期之证。史纪教授认为此阶段治疗当以解毒为重，兼顾清热化痰，活血化瘀，谨防传变，临证多以清瘟败毒饮合清金化痰汤加桃仁、红花治疗。清瘟败毒饮系治疗温热邪炽经典方剂，该方重在清气凉营，达"火郁发之"之意，组方精当，自不必言。清金化痰汤系《医学统旨》重要方剂，方中黄芩走中上焦以攻逐邪热，清泻肺胃，尚可泄热存阴；知母苦寒泻火，滋阴润燥，能泻阳明独胜之热；栀子清热凉血解毒，通泻三焦火热。三药性味苦寒，可佐清瘟败毒饮苦咸甘寒之品清热泻火，存阴保津。《黄帝内经》曰：热淫于内，治以咸寒，佐以苦甘。瓜蒌仁、川贝母、橘红、桔梗、茯苓共奏清热润肺、理气化痰、逐瘀排脓之效，桑白皮泻肺平喘，麦门冬兼顾温邪伤阴；茯苓不仅可祛湿，合甘草尚可健脾护胃，谨防寒凉伐胃；桃仁、红花专于营血瘀滞。因此，该证选清瘟败毒饮合清金化痰汤加桃仁、红花不仅重在泻火解毒，养阴润肺，清化痰瘀，而且兼顾阴伤湿滞，寒凉伐胃，防热传变之嫌。

温邪势急而郁痹不解，化毒为火，灼津炼液，凝滞血脉，致热、毒、痰、瘀互结，出现壮热不已、神昏、谵语、抽搐，斑疹隐隐、喘促鼻扇、咯吐腥臭脓痰、面唇紫绀，甚或面白肢冷、呼吸急促、心烦不安、脉微欲绝等内闭外脱等危重之症，此为支原体肺炎变证期，以高热惊厥、胸腔积液、脓血胸、肺坏死、心衰为主要并发症，偶有皮肤黏膜受累而出现史-约综合征。史纪教授认为此期治疗重在清化，所谓清化即清营凉血、化痰散瘀之法，临证以苇茎清肺汤加减治疗。该方由苇茎汤、清肺汤、犀角地黄汤加地骨皮、葶苈子、大青叶、鱼腥草、生石膏、红花、川芎、太子参组成。苇茎汤功擅清肺化痰，逐瘀排脓，主治热毒壅滞、痰瘀互结之脓血胸、肺坏死，该方配伍严谨，自不阐述。清肺汤由麦冬、天冬、知母、川贝母、甘草、橘红、黄芩、桑白皮组成，重在清化肺经燥热，兼顾邪毒灼津之用。犀角地黄汤直入血分以清营凉血，开窍散瘀，合大青叶、鱼腥草、生石膏及清肺汤中知母以清热解毒，透热转气，正合入营犹可透热转气之法，解陷逆传心包之害。方中红花、川芎合犀角地黄汤及苇茎汤中桃仁以加强活血化瘀之力，活血化瘀之品合益气养阴太子参既防邪热证重之心脉瘀阻变证，又防清热凉血药物凝滞之弊，尚能散血分伏火，调畅气机，助血分之热外达。该证辨治组方重在清化，兼顾热、毒、痰、瘀互结为祟，临证投之，每获良效。

温为阳邪，伤阴最速，邪毒虽去，气阴已伤，祸及肝肾，且痰瘀留之不去，以致低热不断，久咳不愈，痰黏难化，喘促时作等证候出现，此为支原体肺炎恢复期之证，以肺不张、肺栓塞或间质性肺炎、心肌炎为常见并发证。认为此期治疗重在养阴润燥，化痰通络，临证甄选加味沙参麦冬汤治疗，盖因温病伤人身之阴，喜辛凉甘寒甘咸，以救其阴，又合清邪之后，必继以存阴之论。沙参麦冬汤系《温病条辨》燥伤肺胃之咳嗽经典方剂，主治阴伤咳嗽不止、低热不断，史纪教授仅扣此期病机化裁加味沙参麦冬汤，原方基础上加地骨皮、川贝母、枇杷叶、姜半夏、陈皮、桃仁、红花、川芎、僵蚕、蝉蜕、太子参、淫羊藿。方中地骨皮入肺肝肾经，功擅清肺热、退虚热。久热久咳者，加地骨皮，合川贝母、枇杷叶以清肺热、养肺阴、降肺气、平喘咳；半夏、陈皮寓二陈汤之意，旨在健脾化痰，又防寒凉滋补碍之嫌。桃仁、红花功擅活血化瘀、润燥止咳，川芎既有行气通络之功，又有补气而不壅滞之能，三者相合，配太子参、沙参麦门冬汤又可充养心之气阴。僵蚕轻浮而升阳中之阳，引清气上朝于口，散逆浊结滞之痰，蝉蜕清虚热而解毒，并擅宣散透发，二者合之既可升清降浊，宣畅气机，又可化痰通络。五脏之伤，穷必及肾，又因温邪传至下焦，损肾阴而及肾阳致久咳不止，故此期加淫羊藿以补肾阳，寓阳中求阴，又阴阳双补，实为思虑周当。纵观全方重在养阴润燥，化痰通络，兼顾健脾补肾，升降相因，清补相合。

# 第二节　史纪教授从脾肾阳虚治疗迁延性腹泻

迁延性腹泻是以大便次数增多、大便性状改变为主要表现的小儿临床常见病，病程在 2 周至 2 个月之间。有研究认为，引起迁延性腹泻的因素较多，其中最主要的发病因素是免疫功能低下，氧自由基引起肠黏膜的持续损害。小儿迁延性腹泻的危害较多，有研究证明，长期腹泻不愈会导致营养物质消化吸收障碍，从而影响生长发育，严重时可出现营养不良等慢性疾病。史纪教授从小儿脾常不足、肾常虚着手，立足于从脾肾治疗小儿迁延性腹泻，效果显著，现将其经验举隅如下。

《幼幼集成·泄泻证治》云：夫泄泻之本，无不由于脾胃。盖胃为水谷之海，而脾主运化，使脾健胃和，则水谷腐化而为气血以行荣卫。若饮食失节，寒温不调，以致脾胃受伤，则水反为湿，谷反为滞，精华之气不能输化，乃致合污下降，而泄泻作矣。脾胃为后天之本，气血生化之源，喜燥而恶湿，有运化水谷精微的功能。小儿脏腑娇嫩，脾常不足，运化功能不足，若因外感六淫、或内伤乳食，或他病迁延不愈而累及脾胃，脾胃运化功能失司，中焦湿困，水谷不能腐熟，升降失职，清浊不分，精微、糟粕合污而下，则出现完谷不化，泻下清冷。《景岳全书》曰：脾弱者，因虚所以易泻，因泻所以愈虚，盖关门不固也。因而史纪教授指出，小儿迁延性腹泻的主要病理变化是脾虚不运，且贯穿发病始终。小儿迁延性腹泻的症状主要表现为纳食不佳，恶心，大便稀糊或稀水样，提示发病因素与湿邪有关。《素问·阴阳应象大论》云：湿胜则濡泄。《难经》有"湿多成五泄"之说，《时病论·湿泻》亦云："泄泻之病，属湿为多。湿侵于脾，脾失健运，不能渗化，致阑门不克泌清别浊，水谷并入大肠而成泄泻矣。"这些均说明了湿邪是泄泻形成的重要作用。

史纪教授指出，迁延性腹泻病程长，反复迁延不愈，其病机属性以脾虚为主，脾气虚弱，不能正常运化水湿，湿邪反盛，困阻中焦，运化失权，发为泄泻，若外感湿邪，内外湿邪交相呼应则病情迁延难愈。故《医宗必读·泄泻》谓："统而论之，脾土强者，自能胜湿，无湿不泄，故曰：湿多成五泄。若土虚不能制湿，则风寒与热皆得干之而为病。"由此观之，脾虚不运是导致久泻的基本病机，而湿盛是腹泻迁延难愈的病理因素，因而无论腹泻轻重、缓急、病程如何，其治疗病位首在脾，病因首在湿。

《医方集解》云：久泻皆由肾命火衰，不能专责脾胃。《张氏医通》云：肾脏真阳虚则水邪胜，水气内溢，必溃脾而为泄泻。且肾为胃之关也，开窍于二阴，若关门不固，同样引起反复腹泻，诚如《景岳全书·泄泻》云：肾为胃之关，开窍于二阴，所以二便之开闭，皆肾脏之所主，今肾中之阳气不足，则命门火衰，而阴寒极盛之时，则令人洞泄不止也。小儿迁延性腹泻临床症状常表现为食后作泻、大便稀溏或稀水样、色淡不臭、有奶瓣及不消化物、倦怠乏力等，随着腹泻时间延长，继而出现大便清冷、小便清长、畏寒怕冷、四肢不温等肾阳虚的症状。

史纪教授尊崇明·万全五脏虚实不足论学术思想，认为小儿的生理的特点是脾常不足。小儿时期由于脾气不足，运化能力差，若喂养不当，饮食过饱，或盲目添加辅食品种，损伤脾胃，或先天禀赋不足，脾胃运化能力差，均可出现腹泻，脾胃受损严重。肾为先天之本，脾胃为后天之本，肾与脾胃是相互资助、相互依存的。肾的精气有赖于水谷精微的培育和充养，才能不断充盈和成熟，而脾、胃转化水谷精微则必须借助于肾阳的温煦。《景岳全书·泄泻》说：泄泻之本，无不由于脾胃……肾为胃关，开窍于二阴，所以二便之开闭，皆肾脏之所主，今肾中阳气不足，则命门火衰，而阴寒独盛，故于子丑五更之后，当阳气未复，阴气盛极之时，即令人洞泄不止也。其指出了脾肾阳虚是泄泻的重要病因病机。若小儿久泻不愈，往往可损伤脾阳，脾阳不振则累及肾阳而肾阳不足，命门火衰不能温煦脾土，从而导致脾肾阳虚。脾肾阳气虚弱，蒸腾、运化水液失司，水液直接下注于大肠而见大便偏稀、清冷，面色㿠白、久泻不愈等阳虚之象。

历代医家对久泻的治疗进行了长时间的探索研究，《幼科指南》云：小儿久泻，依法治之不效者，脾胃已衰，不能转运药性，以施变化，只宜补脾为主，脾胃健，药自效也……津液消耗，脾胃倒败，下之谷亡，必成慢惊……故欲补脾胃于未衰之先，宜用白术散补之。其认为久泻不止多由脾胃虚弱，治疗当以白术散见运脾胃。

李中梓在《医宗必读》中曰：肾主二便……真阳寓焉！少火生气，火为土母，此火一衰，何以运行三焦，熟腐水谷乎？故积虚者必夹寒，脾虚者必补母。其提出了治泻九法，认为温肾治疗是治疗久泻的九法之一。

史纪教授认为久泻的原因主要是腹泻日久，阴损及阳，常常因脾气虚累及肾，肾阳不足而肾阳虚衰。脾虚不能正常运化水谷精微，谷停为滞，水聚成湿，湿滞聚而下行则泄；肾虚则命门火衰，脾土不得温煦，反而加重泄泻，严重则滑脱不禁。其本病为虚，病理因素为湿。故治疗小儿迁延性腹泻，多辨证为脾肾阳虚，采用温肾健脾法治疗，方常以桂附理中汤合参苓白术散加减治疗。桂附理中汤大补下焦元阳，方中肉桂、附子温补肾阳，佐以干姜温中温补脾肾，回阳祛寒，使火盛土强。脾喜燥而恶湿，得温则运，脾能正常运化水湿，水液不能妄行而腹泻诸症皆除。参苓白术散中人参、白术、茯苓益气健脾渗湿；配伍山药、莲子肉助君药以健脾益气，兼能止泻；白扁豆、薏苡仁助白术、茯苓以健脾渗湿；砂仁醒脾和胃，行气化滞；桔梗宣肺利气，通调水道，又能载药上行，培土生金；甘草健脾和中，调和诸药。脾为湿土之脏，喜燥恶湿，脾虚则湿盛，参苓白术散可健脾益气，渗湿止泻，使脾之气机舒展，运化之机恢复从而改变大便性状。

# 第三节　史纪教授遗尿散治疗
# 小儿遗尿经验

　　小儿遗尿，俗称尿床，古代文献记载多为、遗溺、遗尿、失禁等，是指 5 岁以上的小儿常于睡中小便自遗、醒后方觉的一种病证。国际儿童尿控协会诊断小儿遗尿症需具备的 3 个条件：①儿童年龄 ≥ 5 岁；②每周在睡眠中出现不自主排尿 ≥ 2 次；③病程延续 3 月以上且不伴有明显的病理生理反应及不适症状的一种病症。据统计大约有 16% 的 5 岁儿童、10% 的 7 岁儿童以及 5% 的 12 岁儿童患遗尿，严重影响患儿的心理健康和生活学习等。

　　史纪教授以遗尿散穴位贴敷治疗小儿遗尿，效果显著，方法简单，操作方便，价格低廉，无明显副作用，现介绍如下，以期与同道分享，惠及更多的遗尿患儿及家庭。

　　中医学认为尿液的生成、排泄，与肺、脾、肾、膀胱等关系密切，其病因主要为肺脾气虚，肾气不足等，导致膀胱失约，气化不利，小便自遗。史纪教授以宣肺、健脾、补肾为则，运用穴位贴敷的方法，尤其适用于对服用中药依从性不好的患儿，临床中屡试屡验。

　　遗尿散药物组成：生麻黄 5g，益智仁 5g，五味子 5g，五倍子 5g，肉桂 5g，生牡蛎 10g，桑螵蛸 10g。用法：上药混匀（或生药研细末），每晚取药 5g，用食醋调成膏状，外敷脐部，外用胶布固定，24 小时取下，隔日一次，连敷四次，之后每周再敷一次，连续 2 次巩固。

方中麻黄，性辛温，味微苦，归肺经、膀胱经；功在发汗解表，宣肺平喘，利水消肿。《素问·汤液醪醴论》曰"开鬼门，洁净府"，故水液代谢异常，可以通过发汗之法以使水去，此方选麻黄意在宣肺利水。益智仁，性温，味辛，归脾经、肾经；功在暖肾固精缩尿，温脾止泻摄唾。《妇人大全良方》载："治脬气虚寒，小便频数，或遗尿不止，小儿尤效：乌药、益智仁等分。上为末，酒煮山药末为糊，丸桐子大。每服七十丸，盐酒或米饮下。"本方选益智仁，意在通过暖肾固精以缩尿。五味子，性温，味甘、酸，入肺经、肾经、心经。功在益气生津，收敛固涩，养心补肾。本方取之收敛固涩之意。五倍子，味酸，性平，入肺、胃、大肠经。此来源于明·龚信《古今医鉴》，其曰：五倍子末，津调填满脐中，以绢帛缚定，一宿即止；或加枯矾末尤妙。该药敛肺、涩肠、止血等。本方选其收涩之功。肉桂：性味辛、甘、大热，归肾、脾、心、肝经。功效主治为补火助阳，引火归原。本方选其温肾固阳之功。方中桑螵蛸性平，味咸甘，入肝经、膀胱经具有固精缩尿，补肾温阳之功，临床用于治疗遗精滑精，遗尿尿频等，现代药理学研究表明，桑螵蛸有明显的抗利尿作用。生牡蛎性平，味咸，功在潜阳补阴，重镇安神，现代药理研究发现，该药含有各种氨基酸及微量元素，具有调节免疫、促进代谢等作用，临床常用于治疗失眠、遗尿、小儿汗证等疾病。

《理瀹骈文》曰："外治之理，即内治之理；外治之药，即内治之药"。史纪教授治疗小儿遗尿首选神阙穴贴敷治疗，即为中医的脐疗。脐疗是中医外治法中的精髓，通过经络的联络作用，内达脏腑，调节人体的阴阳平衡。中医经脉学说认为，神阙隶属任脉，与冲脉相交会，与督脉相表里，任、督、冲脉三脉相通，为一源三歧，总司人体诸经百脉。从生理上讲，神阙穴为先天之源，后天之气舍，上达心肺，下交肝肾，与十二经脉、五脏六腑、四肢百骸、皮毛骨肉等都有密切联系，因此通过神阙穴用药，可以使药物随其经气达入病所，起到治病防病的作用。

西医学认为：脐部的表皮角质层最薄，其皮下无脂肪组织，此处为皮肤与筋膜、腹膜直接相连，血管网较丰富，药物渗透作用较强，故此通过外用给药，可以迅速进入血液循环，可以使得药物得以充分有效的吸收。美国学者研究表明，药物经脐部给药的生物利用度是前臂给药的 1～6 倍。因此现代研究与中医传统医学相吻合。临床中经过多年应用，史纪教授的遗尿散穴位贴敷治疗小儿遗尿效果显著。

# 第四节　史纪教授诊治小儿肾系疾病合并感冒经验

感冒是小儿的一种常见疾病，临床上主要症状为发热、流涕、喷嚏、咳嗽等，大多数预后良好。但是小儿肾系疾病基础上的感冒，除具有轻重不一的外感症状外，还合并有其他内伤基础病的临床特征，在发病特点、疾病传变及治疗方面均区别于普通感冒。因此，整理肾系内伤基础上感冒的证治规律，对疾病的诊治有重要意义。

小儿感冒临床上发病急骤，病因多见于风寒、风热，且多为实证，虽感受寒热之邪不一，但表现上或按卫气营血传变，或按六经传变，或按三焦传变，病程相对较短，传变层次分明，预后良好，而肾系内伤基础上的小儿感冒，往往发病或急或缓，病程可明显延长，临床症状缠绵难愈，这与有肾脏疾病基础的患儿往往表现为肺、脾、肾三脏功能失调及气、血、精、阴、阳的亏损有关，一旦感受外邪，往往形成虚实夹杂之证，外感病与肾系疾病的临床特征可同时出现，也可先后而至，且轻重有别，外感病邪会对肾系疾病产生影响，加重原有的肾脏损伤，同时病邪也易传变入里，导致外邪难以清除，故肾系内伤疾病基础上的感冒临床症状呈现为非典型性、复杂性和多样性的特点。

小儿感冒临床表现为恶寒、发热、鼻塞、流涕、咽痛等典型外感症状外，但因小儿生理病理特点，易形成夹痰、夹滞、夹惊等兼夹证候，症状一般较轻，预后大都良好，病程为7~10天。而肾系疾病基础上的感冒，因平素机体正气已然虚弱，故而正不胜邪，易受外邪侵袭，且传变较快，卫表症状如发热、恶寒等症轻微，病邪迅速入里，侵及肺脏，肺气壅遏不宣，肺失宣降而有咳嗽、喘息、咳痰等症状较重，病情严重者可形成肺炎喘嗽之证，肺气郁闭，津液不得布散，水道不通，因而原有水肿症状加重，或见胸水、腹水等伴随症状。外邪内侵，正气亏虚无力抗邪，邪气入侵，侵犯肺、脾、肾三脏，导致正虚表现进一步加重，故可见畏寒喜暖，疲乏无力，气短声低等临床表现逐渐加重，病久导致肺气阴两虚，形成口干、咽燥、舌体少津等伤阴之症。

内外合邪，共同发病。喻嘉言所著的《医门法律》中阐述：人身有外邪，有内邪，有内外合邪。内外合邪是外感患者在感受外邪时，体内诸邪与外感六淫之邪相和而形成的病因。内生之邪包括风、热、寒、燥、痰、湿、毒、饮和瘀等机体内在之邪，外来之邪包括六淫、时行之气等。中医学认为小儿感冒的病因为脏腑娇嫩，形气未充，卫外功能薄弱之内因，外感风寒、风热、暑湿之外因，病机为外感时邪，邪犯肺卫，导致鼻咽失调而发本病。而小儿肾脏疾病内伤者，因肺、脾、肾三脏虚弱，肺失宣发，脾失健运，肾气化功能失常，精不化气而化水，水停则气滞，气滞则痰浊血瘀内生，从而形成潜在之内邪，当小儿外感邪气时，内外合邪共同发病，在表为肺卫失宣，脾胃失和，在里为三焦阻滞，阴阳失衡，痰浊、水湿、瘀血胶着难解，脏腑、三焦、经络、气血均不循常道，阻滞难通。

肾脏病患儿病程相对较长，多以肺、脾、肾三脏虚弱为主，临床表现为肺气虚，肺脾两虚及脾肾阳虚之证。肺气虚者卫外不固，外邪易侵犯入内，伤于肺脏，肺气虚弱，则宣发肃降、通调水道功能受损，水液不得输布，停聚于肺脏，而为痰饮，临床上主要表现为咳嗽、咳痰等外感症状，同时影响了肺的水液调节及代谢功能，出现水肿、尿少等肾脏疾病临床表现。肺脏久病及脾，导致脾脏传输运化功能失调，形成肺脾两虚之证，当外邪犯肺入里，易伤及脾胃，脾不运化，水谷精微传输无力，水湿停聚中焦，则临床上表现为纳差、不思饮食、腹满、呕吐等外感胃肠症状，同时脾不化湿，热邪外侵，湿热困阻中焦，则小便频数不爽、量少、腰痛，加重原有肾脏疾病。脾肾阳虚多见于肾脏病情加重者，水湿停滞体内，若此时外邪乘虚而入，寒热之邪与湿邪相结合，难解难分，临床上多表现为发热难退、畏寒、咳喘、痰黏难咳、胸水等外感症状，同时内邪不清，外邪复至，湿邪中阻，加重原有阳虚症状，临床多见肢冷、面白无华、神疲乏力、全身浮肿等症。

吴鞠通提出三焦辨证学说，在所著《温病条辨》中记载：上焦病不治，则传中焦，胃与脾也；中焦病不治，即传下焦，肝与肾也。普通患儿感冒也可按三焦辨证论治，在外邪传变过程中，若正气尚存，虽外邪入侵，病情相对较轻，即使传变中焦，经对症治疗后，往往中道而愈。而肾系疾病基础上的患儿多先有下焦气化不利，影响水液代谢，出现尿少尿闭，肢体困重，周身水肿，波及中焦，致使中焦气机不畅，气的生成和升发宣散功能失常，出现食少纳呆，脘腹胀满，恶心呕吐，大便不畅，久之上焦功能受损，宣降失司，卫气不能发挥其卫外的功能，若此时感受外来之邪，上焦闭塞不通，肺气不得宣发则可见咳嗽咯痰、胸闷喘息、心悸气促等，同时上焦功能受限，水谷精微无法输布，气血生化及水液代谢功能进一步减弱，中焦和下焦的功能往往受其影响，加重原有肾脏本身之病变，形成恶性循环，疾病往往缠绵难愈。

在小儿肾脏疾病基础上患感冒的发病情况、证候表现及治疗都与单纯感冒有所不同，病因复杂，病程较长，脏腑之间相互影响，肾气亏虚是外感疾病的诱因，同时外邪入侵常常又会加重肾脏疾病本身的临床症状，故治疗上要掌握好治病时机，遣方用药要兼顾内伤和外感两个方面，达到表里同治，内外和谐。对小儿肾脏疾病基础上感冒的治疗，应首先遵循先后有序，内外兼顾的原则。当感受外邪病情急重，对肾脏原有疾病影响较大时，应先祛外邪。肾脏原有疾患危重，伤及生命，内伤不治，外邪无力祛除者，应先治内伤。另外在遣方用药时应突出中医整体观念和辨证施治的治疗观念，对外感疾病进行治疗的同时应兼顾内伤基础病，从而使内伤不发，外感得治，如胡希恕先生说：里有停水，里气闭塞，表不会通透，影响表不解，所以解表要兼利小便……误发了停水、蓄水人的汗，不但表不解，由于发汗药的刺激，激动里水就变证百出了。所以内有停水症的外感，应在解表药中加入行气利水之药，使表里双解。又如徐建龙认为肾脏病患者的外感，首辨表里虚实，治疗当先表后里，虚则补之，实则泻之，以祛除表邪为要，对临床肾系疾病基础上的外感虚证，临床表现既有恶寒、鼻塞流涕、发热等外感症状，又有乏力、头痛、汗出、咳嗽无力等内虚症状，治疗应益气解表，方选参苏饮、小柴胡汤、人参败毒散加减，达到扶正祛邪，表里同治的目的。

患有肾脏疾病的患儿，由于肾系内伤基础已存在，三焦功能均受到影响，水液代谢失常，三焦气化无权，形成湿热内蕴、瘀血痰浊阻滞之证。故在治疗肾系疾病患儿感冒时，运用疏风宣肺解表法清理上焦的同时，应兼顾中焦及下焦功能，运用健运脾胃、补益脾肾、通利三焦之法，使三焦功能恢复平衡，发挥通行元气、气化水液的功能，使气机条达，血脉通畅，三焦功能恢复，外感之邪尽除，肾脏才能免受外邪的影响。正如姜良铎教授认为的，在肾脏内伤基础上染外感时，应以三焦为辨证治疗要点，三焦亦络属于少阳经，故治疗上在补益肺、脾、肾三脏的基础上，运用和解少阳、疏利三焦法则进行治疗，可取得良好的临床疗效。

正气亏虚贯穿小儿肾系疾病的整个过程，如前所诉，小儿肾病多以肾气亏虚为主，加之其肺常不足，脾常不足，往往存在肺脾气虚之证，卫外不固，外邪易侵，故肺、脾、肾三脏的亏虚是肾病的根本病因。故平素治疗肾脏基础疾病的同时，应注意扶正，给予补益肺脾之药，正气足，卫表固，则外邪不入，内邪自清。刘春莹教授认为肾脏病患儿临床上常因反复呼吸道感染，使得病情反反复复，迁延难愈，故治疗肾脏病同时均应培补正气，合用玉屏风散补脾实卫，托里固表，以提高机体免疫力。孙轶秋教授认为，肺、脾、肾三脏的亏虚是肾病的根本病因，小儿先天禀赋不足，肺、脾、肾三脏俱虚，易感受风湿热毒之邪，造成肺失宣降，脾失健运，肾失开阖，气化失调，水湿潴留泛滥肌肤，形成水肿，故在治疗时应注意补益脾肾，宜选用四君子汤、玉屏风散、六味地黄丸合方加减应用。

综上，肾脏病患儿因免疫功能低下或紊乱常易导致外感，而外感又是肾脏病的加重因素，甚至是某些肾脏病的诱发因素或病因。在肾脏病基础上患外感的患儿其症状有别于普通患儿，发病或急或缓，临床表现除有外感症状外，还夹杂有内伤表现，故中医药治疗方面应该标本兼治，或急则治标，继而调理内伤，从根本上祛除诱发外感的内伤基础，缓解病情。

# 第五节　史纪教授从瘀论治小儿迁延性肺炎经验

肺主气，司呼吸，外合皮毛，开窍于鼻。《素问·五脏生成》云：诸气者，皆属于肺。《素问·六节藏象论》云：肺者，气之本。明·张景岳在《类经图翼》中云：肺叶白莹，谓之华盖，以覆诸脏，虚如蜂窠。下无透窍，吸之则满，呼之则虚，一呼一吸，消息自然，司清浊之运化，为人身之橐籥。肺主一身之气，人体之气通过肺与外界气体交换，吸之则满，呼之则虚。肺朝百脉而主治节，肺气助心行血，并治理调节全身气血的运行。肺脏功能正常，则能全身气血运行通畅，气行则血行；若肺部功能紊乱，气机不畅，血行不通，瘀阻脉道，则咳嗽吐痰，气血乱矣。肺为清虚娇嫩之脏，不耐风寒火热，外感之邪，或从皮毛侵入，或从口鼻侵入，最易犯肺而为病。肺为五脏六腑之华盖，肺位最高，邪必先伤。当肺受邪而失其清肃，肺的生理功能出现紊乱，不能主一身之气，气机运行不畅，则血液循环必然也会受到影响，出现瘀滞而运行不畅的情况，即气滞血瘀。肺部出现瘀血，瘀久则化热，热瘀互结，伤肺耗气。肺炎在中医学中属于喘嗽的范畴，清·王清任在《医林改错》中指出：温毒在内烧炼其血，血受烧炼，其血必凝。热邪瘀滞于肺，必耗伤血液、津液，而化为瘀血。小儿肺炎迁延多因久病热邪耗伤阴液为瘀，或疾病后期耗气伤阴。小儿体弱，更易耗伤气血而无力推动血液运行致瘀。小儿肺炎急性期采用清热解毒、祛痰止咳等治法可明显改善患儿的临床症状，对于偶有肺部局部炎症病灶未被完全吸收者，应当采用活血化瘀法进行治疗，以减少患儿肺部损伤，促进康复。

从西医学的观点出发，肺部的微小血管最为丰富，约占肺泡面积的90%左右，全身血液流经肺部进行气体交换，当血液中的病毒、微生物等致病菌侵犯肺部时，肺部的微小血管受损、痉挛，微小血栓产生，肺部循环出现不同程度的障碍，血小板增多，肺部血液产生高凝状态。小儿肺部发育不完善，肺弹力不足，气管、支气管狭窄，分泌黏液能力差，纤毛活性能力弱，肺泡数量较少，使其在肺炎发病过程中更易产生微小血管受损、肺循环障碍的肺部淤血现象。

瘀血是造成小儿肺炎迁延不愈的重要原因之一，因此，在治疗上应注重活血化瘀药的应用。临床上小儿肺炎迁延期符合血瘀证的舌、苔、脉等表现者，即可应用活血化瘀药，但见一证便是，不必悉具。在治疗小儿迁延性肺炎基础方中加入活血化瘀药能明显改善患儿咳喘、咳痰、胸闷等症状，同时可以加快肺部瘀血的吸收，缩短疗程，减轻患儿痛苦。从瘀治疗肺炎自古就受到重视，清·唐容川在《血证论》中阐述了肺气与血瘀的关系：人身气道，可有壅滞，有瘀血，阻碍气道，得升降，以壅而为咳。血气运行瘀滞，则气的升降出入必然受到影响。在肺炎迁延期，若出现瘀血情况，单从清热、补气出发，难以达到活血化瘀的目的，如若加入化瘀之品，畅通肺部气机，气机通畅，则可推动血液的运动，达到活血化瘀的目的。血活气行，外邪可祛，痰热得除，正气复来，机体即可恢复正常。在临床治疗过程中，必须观其脉证，知犯何逆，随证治之，因外感风寒闭肺引起的肺炎宜辛温宣肺，止咳化瘀；因风热闭肺引起的宜辛凉宣肺，清热化瘀；因痰热互结引起的宜温肺平喘，涤痰化瘀；因阴虚肺热引起的宜养阴清肺，润肺化瘀；因肺脾气虚引起的宜健脾补肺，化瘀祛痰。西医学亦表明，活血化瘀药可明显扩张肺部毛细血管，改善肺部微循环，增强巨噬细胞功能，有利于炎症消散。

# 第六节　史纪教授从风、痰、瘀、虚论治儿童变应性鼻炎临床经验

儿童变应性鼻炎是易感儿童接触变应原后由 IgE 介导的非感染性炎症，临床以发作性喷嚏、流涕、鼻痒和鼻塞为主要症状的呼吸道黏膜高反应性疾病，属于中医学鼻鼽的范畴。近年来发病率有逐年增加的趋势，在我国约为 10%，且本病

可引起急慢性鼻窦炎、中耳炎、气管支气管炎、慢性咳嗽、结膜炎等并发症，并与哮喘关系密切，严重影响儿童的生活、学习、休息及生长发育。目前治疗药物主要有抗组胺药、糖皮质激素、白三烯受体阻断剂等药物，在临床取得了很好的疗效，但停药后易反复，且副作用明显。中医治疗本病有明显优势，史纪教授认为本病病机关键是伏风、痰蕴、暗瘀、本虚，提出从风、痰、瘀、虚角度出发，分期序贯治疗。现将史纪教授治疗儿童变应性鼻炎的经验总结如下。

风犯肺窍是鼻鼽的外因，肺窍不利而痰饮渐成，风痰疏利不及内舍于里形成伏风痰蕴，伏风痰蕴是其反复发作难愈的夙因。鼻塞、流涕、痰饮反复不愈入络成瘀，瘀血不去而成暗瘀，风痰瘀交阻累及肺脾，肺脾气虚无力透邪外出，再次招致外袭侵袭，如此，风痰瘀虚互为因果导致病情缠绵不愈，成为鼻鼽的病机关键。

风邪是六淫学说的重要外邪，是肺系疾病的始发和首要病因，如《素问·风论》云：故风者，百病之长也。风为阳邪，其性轻扬开泄，《素问·太阴阳明论》云：伤于风者，上先受之。《杂病源流犀烛·感冒源流》云：风邪袭人，不论何处感受，必内归于肺，故风邪上犯，肺首当其冲，因肺为华盖，外合皮毛，上通于喉，开窍于鼻，与外界相通，常表现出肺系鼻部证候特点，如鼻塞、流涕、目痒、溢泪。风性善行而数变，故风邪作祟，鼻痒、喷嚏，遇风而发，时作时止，反复不愈。关于内风，认为先天禀赋异常，或气虚或阴虚或痰湿体质为内风范畴。先天禀赋异常，招致风邪上犯，风邪疏散不利，留着不去，风性走窜，加之小儿肝常有余，内风易动，同气相求，内外相引，合叶天士久病入络之说，循经入里，内伏肺络而为伏风，成为鼻鼽时发时止、遇冷即发、缠绵难愈合的夙因。

小儿脏腑娇嫩，行气未充，外感六淫，或内伤七情，或饮食所伤，肺脾肾功能失调，水液代谢障碍，以致水津停滞，湿聚成痰。痰随气机升降流行，内而脏腑，外至皮肉筋骨，无处不到，可停留于鼻、喉间、肺窍、肺络肺膜、膈、胸膈、胃、肺系等多部位。痰湿内蕴，遇风引触，邪阻清道，肺失宣降，而见鼻痒、流涕。风邪恋肺，与内蕴之伏风相合，风痰胶着，留着肺窍，病程迁延，鼻塞、鼻痒，时轻时重，晨起或气温变化时喷嚏连作，流清涕或浊涕，面色白，常伴眼痒、咽痒，或咯吐痰涎。

《诸病源候论》云：肺脏为风冷所乘，则鼻气不和，津液壅塞而为鼻鼽。《素问玄机原病式》云：但卧则上窍通利，下窍鼻塞。指出鼻鼽存在气血不和。气的盛衰、涩畅与否无不影响着血液的运行，若气的功能低下或障碍，即气虚或气滞，也必然会造成血运异常而致瘀，加之痰气交阻会进一步加重血瘀。血瘀有明瘀与暗瘀之分，据瘀血证的病因病机和脉证之有无及明显与否定义。病因病机明显且脉证俱全者称为明瘀，而明显存在血瘀证的病因病机，却无证可辨或无特征性之证可辨的，处于病象隐潜或未充分暴露阶段的这种病潜状态下的瘀证称为暗瘀。鼻鼽存在明确的气血不和、痰气交阻，且病久入络，却无证可辨，故存在暗瘀内生。史纪教授认为，暗瘀存在于鼻鼽的各个阶段，治鼻鼽不辨病程长短、寒热虚实，皆可佐用活血化瘀之法，临证事半功倍。

肺脾肾三脏虚弱是本虚理论的核心。肺居清虚,五脏华盖,开窍于鼻,其气虚或冷,则开合之机不利,鼻道不通,如《灵枢·本神》云:肺气虚则鼻塞不利少气,阳气布津不利,肃降无权,津化为涕,逆犯于上,如《诸病源候论·鼻病诸候》云:肺气通于鼻,其脏有冷,冷随气入乘于鼻,故使津涕不能自收。《医法圆通》云:鼻流清涕一证,有从外感而致者,有从内伤而致者。从外感而致者,从内伤而得者,由心肺之阳不足,不能统摄津液,故肺虚寒致鼽是也。《医学入门》云:鼻塞久不愈者,必内伤脾胃,清气不能上升,非外感也,卫气者源于中焦,旺于脾胃,脾气不足,则卫气不化,无以温分肉,难于司腠理,外邪犯之,鼻鼽亦作。太阴之脉,环循胃口,脾之气弱,胃气逆犯,夹饮上干,肺气失利,则清窍不通,病鼽,如《素问·脉解》云:所谓客孙脉则头痛鼻鼽腹肿者,阳明并于上,上者则其孙络太阴也,故头痛鼻鼽腹肿也,故脾养五脏、九窍,若中焦失转,精微不布,浊阴逆上,则会导致他脏、九窍病变,鼽亦囊也。肾为封藏之本,其气和,脏固,则阳气内守,精液收藏。外邪弗犯,其气偏衰,脏失固,则阳气外散,精液不守,逆肺犯窍,鼽嚏时作。

风为阳邪,轻扬开泄,其性善行而数变,风邪犯肺,肺窍不利,表现为突然鼻塞声重、鼻痒,甚至目痒、皮肤痒,涕如注,喷嚏频发,咳嗽,咯痰,寐中张口呼吸。

风热犯肺,肺失宣发,除上述证候特点外,兼有涕黏白或微黄,鼻衄,溲黄,便干,舌红,苔薄黄或少津,脉浮数,指纹色红。治以疏风散热、宣肺通窍为法,选桑菊饮加减。

桑叶疏散风热清肺润燥，且擅走肺络而宣肺气。菊花辛甘苦微寒，疏散风热，清热解毒，且可补肺金不足，二者能直走上焦，疏散肺中风热，同时防止肝火犯肺。薄荷辛凉，辛能发散，凉能清利，专于消风散热，加强解表之力；桔梗止咽痛、除鼻塞，为肺部之引经药，杏仁除肺热，制上焦风燥，利胸膈气逆，二药一宣一降，以恢复肺的宣降功能而止咳；连翘苦微寒，去上焦诸热；芦根甘寒，消降肺胃；甘草止咳、止渴、通经脉、利血气，合桔梗开结利咽，并调和诸药。肺热明显，涕浊黄稠、流黄黏涕者，加黄芩、鱼腥草以清泻肺经风热；鼻塞不通、风痰瘀阻，加川芎、地龙以化瘀通络；咳嗽、痰多，加姜竹茹、瓜蒌以清热化痰。

风寒袭肺，肺窍不利，津液停聚为涕为痰，鼻窍壅塞，除上述证候特点外，咯痰色白清稀，舌淡苔薄白，脉浮紧，指纹淡红。治以辛散祛风，宣肺通窍，方选小青龙汤加减。方中用麻黄发散风寒，宣肺平喘，桂枝化气行水以利里饮之化，能够有效地增强通阳宣散的功能；干姜、细辛温肺化饮，兼助麻、桂解表祛邪。五味子敛肺止咳，芍药和营养血，以防纯用辛温发散之品，耗伤肺气。半夏燥湿化痰，和胃降逆。炙甘草既可益气和中，又能调和辛散酸收之品。本方在保护患者元气的基础上，实现对风邪的祛除。鼻塞、流涕严重者，加白芷、辛夷、苍耳子以加强芳香通窍之功；寒凝经络、瘀血内生者，加鹅不食草以发散风寒、通鼻窍，丝瓜络以化瘀通络。临床研究显示小青龙汤、苍耳子散治疗变应性鼻炎疗效确切。

风邪恋肺与内蕴之伏风相合，伤于肺气，津液敷布失常，痰饮凝聚，暗瘀内生，痰湿蕴化积热，故见表证已解，风痰内伏肺窍，鼻塞、流涕，时轻时重，流清涕或浊涕，常伴眼痒、咽痒，或咯吐痰涎、恶心，舌苔薄或腻，脉滑。治以搜风涤痰，宣肺利窍，化瘀通络，选二陈汤、三子养亲汤、苍耳子散加减。方中半夏、陈皮燥湿化痰，理气和中，茯苓健脾渗湿以助化痰之力，杜生痰之源。白芥子温肺利气，快膈消痰；紫苏子降气行痰，使气降而痰不逆；莱菔子消食导滞，使气行则痰行。苍耳子宣通鼻窍、散风止痛，辛夷善除头面风寒而能开肺气通鼻窍，薄荷清散风热、清利头目，白芷辛香能通鼻窍，祛风止痛。风痰瘀重者加地龙、僵蚕、蝉蜕、川芎以燥湿化痰，搜风通络；夹热者，酌加黄芩、鱼腥草、龙胆草清热解毒。

小儿鼻鼽屡发难愈，久病不止，当从气虚卫外不固，脾虚难以生金，肾虚封藏无权，鼽亦为病。久病不愈，入络成瘀，与风痰交阻，病情时轻时重、缠绵不愈。症见面色萎黄或白，自汗盗汗，神疲气短，手足欠温，胃纳欠佳，大便溏薄，眼睑暗褐，舌质淡或淡胖，或边有齿痕，舌下静脉迂曲显著，苔白，脉弱，指纹色淡，遇冷风后则鼻痒，喷嚏连作，流清涕，鼻塞。治以补肺固表，健脾温肾，化痰通络，选方玉屏风散、二陈散、苍耳子散加淫羊藿、川芎、僵蚕、蝉蜕、乌梅、地龙。方中黄芪入脾肺两经，补气固表止汗，且研究证实黄芪从根本上改善了变应性鼻炎患儿的免疫功能，使之发作次数减少。白术健脾胃，培土生金御风，防风为风药中之润剂，遍行周身，携黄芪之气遍布全身，固表御外风。半夏、陈皮燥湿化痰、理气和中，茯苓健脾渗湿以助化痰之力、杜生痰之源。苍耳子宣通鼻窍，散风止痛，辛夷开肺气通鼻窍，薄荷清散风热，清利头目，白芷通鼻窍，祛风止痛。淫羊藿温补肾阳，助脾健运；川芎、僵蚕、蝉蜕、地龙以活血通络，搜风祛风。乌梅配甘草以酸甘化阴，且又可敛肺护正。

史纪教授在治疗本病时强调序贯治疗，所谓序贯治疗即以风痰证为主线，发作期以祛风宣肺化痰为主，兼顾固本化瘀。随病情进入缓解期时继以祛风化痰，加强补虚活血通络之力以固本御邪。病初风热证者以桑菊饮加减，序贯治疗时合玉屏风散、苍耳子散加减，期间兼顾活血通络之药。病初为风寒证者以小青龙汤加减，序贯治疗时去干姜合参苓白术散加乌梅、川芎、地龙、僵蚕、蝉蜕等药物。

儿童变应性鼻炎病因复杂，病机冗繁，中医辨治尚处于专家经验、小样本临床试验阶段，尚未形成统一认识，为临床带来不便，但古典医籍以详细记载其病因病机，后世医家通过临床经验总结，为本病病因病机指明了方向。史纪教授总揽病机之要，提纲挈领地将该病病因病机归结为伏风、痰蕴、暗瘀、本虚，结合发病特点分为发作期、缓解期，分期序贯治疗，即发作期以疏风散邪、宣肺化痰（风、痰），缓解期序贯（继续从风、痰）治疗，兼以补肺健脾、温肾固表（本虚），化瘀通络（瘀）贯穿始终，可取得较好效果。

# 第七节　史纪教授从肺论治小儿便秘经验

便秘是由于大肠传导失常而至大便秘结不通，排便次数减少或排便间隔时间延长或大便艰涩排出不畅的病证。《中国慢性便秘诊治指南》指出，儿童便秘可选用丙三醇制剂（开塞露）灌肠治疗或口服容积性泻药、乳果糖、聚乙二醇等，但长期使用泻药可能导致不可逆的肠神经损害，故中医中药在该病的治疗上发挥出较大优势。中医治疗便秘主要有中药汤剂、针灸、穴位贴敷、中药灌肠、生物反馈等多种方法。而临床上以脏腑辨证为理论依据，应用中药汤剂治疗最为常用。便秘的病位在大肠，病因病机可分虚实两端，与肺脾肾关系最密切。史纪教授则重于从肺论治，且临床疗效显著。

《灵枢·经脉》曰："肺手太阴之脉，起于中焦，下络大肠，还循胃口，上膈属肺……其支者，以腕后直出次指内廉，出其端。"又曰："大肠手阳明之脉，起于大指次指之端……下入缺盆，络肺，下膈属大肠……"肺与大肠通过表里两经的相互络属而相关联，大肠为传导之府，饮食水谷之糟粕，皆由大肠传导而下由魄门排出，肺气肃降则大肠畅通。《血证论·便闭》曰："肺与大肠相表里，肺移热于大肠则便结，肺津不润则便结，肺气不降则便结。"反之，若大肠积滞不通，亦能影响肺之宣发肃降。

　　《内经》最早便有"开鬼门，洁净腑"之说，"提壶揭盖"生动体现了中医"取象比类"的原则，本法由金元大家朱丹溪创立，指用宣肺升提之法以升为降，以宣肺为法，除下焦壅塞之疾。肺为水之上源，肺气郁闭，宣肃失常，水液代谢失常，津液不得疏布，以致大肠气机不畅，津液干涸，形成便秘，故治疗上首应调畅肺气。肺朝百脉，主一身之气，宣肺则开中导下，提壶揭盖，三焦气机畅达，壅滞皆除。

　　自古以来不乏学者基于中医学"肺合大肠"理论，从肺辨治取得较好疗效。张仲景在《金匮要略》中提出"脾约"，并对便秘的治法做出相关描述："胃强脾弱，约束津液，不得四布，但输膀胱，致小便数，大便难，与脾约丸。"成无己言："约者结约之约，胃强脾弱，约束津液，不得四布，但输膀胱，故小便数而大便硬，故曰脾约。"提出便秘的发生与津液疏布失常相关。清·沈金鳌所撰《杂病源流犀烛·大便秘结源流》曰："脾约，液枯证也。仲景论阳明伤寒，自汗出，小便数，则津液内竭，大便必难，其脾为约，脾约丸主之。盖液者，肺金所布，肺受火烁，则津液自竭，而不能行清化之令，以输于脾，是肺先失传送之职，脾亦因爽转输之权，而大便有不燥结者乎。"马师雷等通过总结名医经验提出从疏风宣肺、泄热清肺等方法治疗便秘。

　　随着西医学在细胞分子生物领域的探讨逐渐深入，人们也试图从信号通路、微生物群、黏膜免疫、特殊分子及胚胎发育等方面研究肺与大肠的相互关系。通过观察大鼠模型肠道微生物菌群数量的变化得出：肺病可以影响肠道菌群的变化；胚胎发育学说认为，呼吸系统化及消化系统均由内胚层分化而成，是"肺合大肠"的生理基础，进而为肺病治肠、肠病治肺提供完备充分的理论依据。

**典型病案**：李某，男，6岁，2016年8月因"大便干3月余，加重伴腹胀1周"就诊。患儿肺炎后大便干硬难下，轻则2～3日一行，重则5～7日一行，呈羊屎状，家属常用开塞露以助其通便，且腹胀大便色黑臭晦，口臭、纳差，平素挑食，腹胀痛，小便色黄，舌质红，苔黄厚腻，脉滑数。中医诊断：便秘，肺热津伤，食滞胃肠。治法：清肺泻火，通肠导滞。方药：金银花9g，连翘9g，栀子9g，大黄6g，甘草6g，番泻叶3g。5剂，日1剂，水煎服。并嘱规律饮食，足量饮水，忌食辛辣之品。二诊时患儿腹胀腹痛症减，大便质稍软，2～3日一行，舌质红，苔白厚，脉数。于上方中去番泻叶、大黄，加白术10g，焦三仙各10g，7剂，服法同前。三诊，患儿大便2日一行，质软，口臭消失，舌苔薄白，纳食可，继服上方2剂。

该患儿便秘时久兼有肺炎喘嗽病史、口臭、苔黄厚腻、便干，均为肺热肠燥之症，故治疗以清肺泻火、通肠导滞为法。方中金银花、连翘辛凉轻清，取其辛凉达肺之表，宣发肺卫之热。栀子清泻三焦之火，《汤液本草》曰："或用栀子清肺也，肺气清而化，膀胱为津液之府，小便得此气化而出也，故用栀子以治肺烦。"大黄泻下通便，清除积滞，《本草切要》曰："凡蕴热之症，脏腑坚涩，直肠火燥而大便秘；痈肿初发，毒热炽盛而大便结；肥甘过度，胃火盛而大便结；纵饮太盛，脾火盛而大便结，必用苦寒，以大黄可也。"番泻叶性味苦寒，助消化，除积滞，更可入大肠泄积热通燥结。复诊患儿腹痛腹胀症减，大便成形，原方中去苦寒之大黄、番泻叶，防其攻伐脾胃而至中焦运化失职，加白术健脾消积，山楂健脾开胃，消食化积，尤擅化肉食之积；神曲消谷食积滞；麦芽行气消食，健脾开胃，三者各司其职，共奏消食导滞之功。

史纪教授临证治疗小儿便秘从整体出发，以脏腑辨证为主，取象比类，灵活应用中医思维，另辟蹊径从肺论治，肺气肃降，津液输布，则大肠传导如常，大便通畅，可得事半功倍之效。另外，便秘在儿童中的发病率逐年上升，可能与当下儿童饮食和生活习惯的改变相关，因此，史纪教授认为除了药物治疗外，饮食调控至关重要，足量饮水，增加粗膳食纤维摄入，以及建立良好的排便习惯均是治疗小儿便秘不可忽视的要点，值得临床借鉴。

# 第八节　史纪教授辛开苦降法论治儿科病经验探析

辛开苦降源于《素问·阴阳应象大论》，其曰："辛甘发散为阳，酸苦涌泄为阴。"汉·张仲景首创辛开苦降法，在《伤寒杂病论》中创制了以半夏泻心汤为代表的 20 余首方剂，配伍以辛开苦降药物相伍，方中多以黄芩、黄连、大黄等配伍半夏、干姜、吴茱萸、桂枝等辛温药物，重视调理脾胃。后世医家对该法扩大应用范围，叶天士在《临证指南医案》中提出"辛以开之，苦以降之"，"辛通其痹，苦降其逆"，"苦能驱热除湿，辛能开气宣浊"。史纪教授常用此法，灵活化裁，治疗小儿疱疹性咽峡炎、小儿咳嗽、肺炎喘嗽及胃肠道疾病，疗效显著。

## 一、疱疹性咽峡炎

患儿王某，男，3岁，2014年9月20日就诊。以"发热、咽痛1天"就诊，最高体温39.5℃，咽痛、拒食、略流涎，家长自行给予布洛芬退热对症处理一次，热退后复升。来诊症见：发热、咽痛、拒食，大便干而3日未行，小便黄。舌红，苔黄厚腻，脉浮数。查体：体温39.0℃，咽充血，咽喉部可见3个周围有红晕的黄白色疱疹，手足无疱疹，双肺听诊呼吸音粗，未闻及啰音。理化检查：血常规：白细胞总数：$5.36 \times 10^9$/L，淋巴细胞68%，中性粒细胞28%，CRP未见异常，余未见明显异常。西医诊断：疱疹性咽峡炎。中医诊断：口疮，辨证属脾胃积热。处方：泻心汤加味：五倍子6g，黄芩10g，黄连3g，干姜3g，甘草6g，金银花15g，薄荷6g，柴胡10g，大黄3g，3剂颗粒剂（江苏江阴），日1剂，分3次冲服。3天后就诊，诉服药第2天体温逐渐退至正常，患儿咽部略红，咽喉部疱疹基本消失，大便偏稀，日2次，纳食可，舌红，苔微厚，脉稍数，无其他不适。继以清热养阴法调理3天告愈。

**按语：** 小儿形体稚嫩，脏腑娇嫩，又属纯阳之体，易于感受外邪，加之喂养不当，恣食肥甘厚味，各种零食及饮料等，日久成积，壅塞中焦，故史纪教授认为脾胃积热是小儿疱疹性咽峡炎的常见证型。故用黄芩、黄连苦寒，清除胃肠郁热，干姜辛温，寒则收引，温则流通，散寒破结，故与黄芩、黄连合用，和胃制寒，又可散结开路，去除积热，凸显辛开苦降法之妙处；大黄、金银花、五倍子为臣药，大黄攻下积滞、泻火解毒力强，金银花甘寒清热而不伤胃，芳香透达又可祛邪，五倍子有敛肺降火、祛腐生新的作用，佐以薄荷、柴胡疏风解表退热，甘草解毒利咽，调和诸药。全方组方严谨，君臣佐使配伍明确，共奏清热消积、解毒利咽的作用，临床效果较好。临证加减：若高热明显加石膏，有动风倾向时加羚羊角粉；表证明显加用防风、荆芥等。

## 二、肺炎喘嗽

患儿朱某，男，9岁，2014年5月6日就诊。以"发热、咳嗽5天"为主诉就诊。症见：咳嗽，痰声重浊，时有胸闷、气喘，大便干，舌质红，苔黄腻，脉滑数，查血常规提示：白细胞总数 $14.9 \times 10^9/L$，中性粒细胞：81.4%，胸部X线片提示右下肺炎性改变。诊为肺炎喘嗽，证属痰热壅肺，肺气上逆，治以清热化痰，宣降肺气。拟用小陷胸汤合苇茎汤加减：黄芩10g，黄连6g，瓜蒌15g，姜半夏6g，干姜3g，芦根15g，薏苡仁20g，桃仁15g，冬瓜仁10g，炒莱菔子15g，浙贝母10g，炙麻黄6g，生石膏30g，甘草6g。5剂，水煎服。嘱清淡饮食。5天后复诊诉，2剂后未再发热，无胸闷及气喘，咳嗽较前次数明显减少，5 剂后咳嗽浅，痰较前减少，纳食改善，二便正常，舌质稍红，苔白稍腻，脉滑。原方减黄连、瓜蒌、桃仁、芦根，加黄芪、炒麦芽、茯苓，连服 5 剂后告愈。

**按语**：本案中初治以姜半夏、干姜、麻黄辛温宣通肺闭，用黄连、黄芩、瓜蒌苦寒清热燥湿，清热涤痰宽胸，合苇茎汤清肺排痰，麻黄与石膏相伍使用，麻黄辛温宣肺气，石膏甘寒清里热，全方使用辛开苦降法，一升一降，辛能宣通肺气，祛邪外达，苦能降泄痰浊，清热解毒，使肺宣降条达功能恢复，痰浊消散，正如叶天士云："微苦以清降，微辛以宣通。"

### 三、急性胃炎

患儿张某，男，10 岁，2014 年 8 月 9 日以"干呕腹胀 1 周"为主诉就诊。1 周前因天气酷热，食冰镇绿豆汤，食后约 2 小时后开始频繁呕吐，呕吐物为食物残渣或水样，无发热及腹泻，家长予藿香正气丸、保济丸、吗丁啉等呕吐停止，但干呕时做，腹胀不适，夜间睡眠不安。诊见神疲乏力，咽不红，面色苍白，腹稍胀，无明显压痛，肠鸣音正常，舌边偏红、苔白腻，舌中部苔稍黄，脉沉弱。彩超腹部肿物检查未发现异常。辨证属寒热错杂，中气已伤。以甘草泻心汤加减，处方：黄芩 10g，黄连 3g，藿香 10g，细辛 3g，姜半夏 10g，干姜 3g，党参 10g，甘草 10g，厚朴 6g。3 剂，水煎服，日 1 剂，每日 2 次。服 1 剂后干呕消失，腹胀减轻，睡眠安，尽剂诸症消失。

**按语**：本案患儿虽有干呕腹胀等热象，但中气已伤，若一味清热，恐伤脾胃。《伤寒论·辨太阳病脉证并治下》云："伤寒中风，医反下之，腹中雷鸣，心下痞硬而满，干呕，心烦不得安……但以胃中虚客气上逆……甘草泻心汤主之。"本案正合甘草泻心汤证，方中以半夏、厚朴、干姜辛开温里散寒，黄芩、黄连苦降，佐以藿香化湿止呕，细辛散寒温里，党参、炙甘草益气扶正。

《素问·六微旨大论》曰："出入废则神机化灭，升降息则气立孤危。故非出入，则无以生长壮老已；非升降，则无以生长化收藏。是以升降出入，无器不有。"辛开苦降法配伍特点为辛温与苦寒药并用，一升一降，合升降之旨，具有调节气机作用。辛能宣能散，苦能降能泄，寒可清热，温可祛寒，二者配伍，升降并举，调和寒热；辛温开腠理，苦寒清通降，二者合用，外寒去，里热清。综上，辛开苦降法具有调节阴阳、调和寒热、调畅气机的作用。史纪教授认为小儿本属稚阴稚阳之体，脾常不足，易寒易热，但不当的饮食及喂养方式，使其易于伤食积滞，脾胃伤而内有积热，受寒而易寒热错杂，虚实夹杂。史纪教授针对小儿脏腑生理病理特点，继承张仲景重视调理脾胃的思想，运用辛开苦降法治疗儿科常见疾病，认为凡证属寒热错杂，气机逆乱均可应用该法，其常用的方剂有半夏泻心汤、小柴胡汤、小陷胸汤、栀子豉汤、左金丸、连朴饮等，运用基本方，辨证准确之后在基础方的基础上加减化裁，方能收获满意疗效。